弱音を吐いたら、
「もっと前向きに考えなよ」と
言われた。

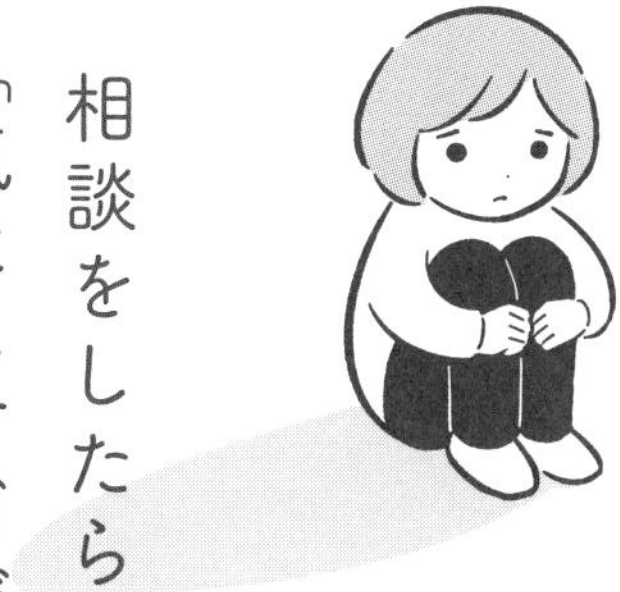

相談をしたら、
「気にしすぎだよ」と
言われた。

ちょっとグチったら、
「いつもグチばっかりだね」と
言われた。

ぎりぎりでがんばっているのに
「元気そうじゃん」と
言われた。

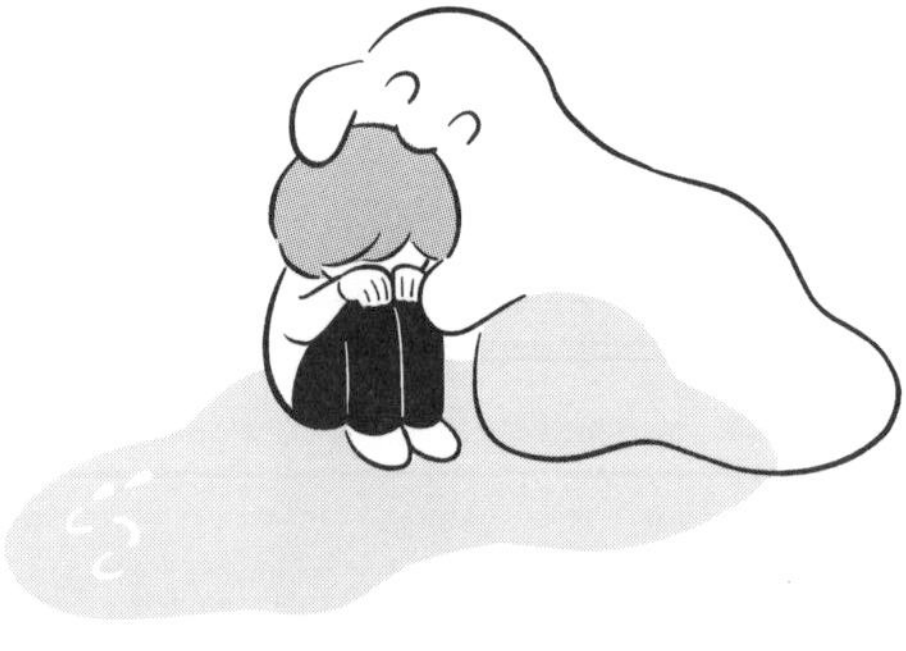

「どうせ、誰もわかってくれない」
そう思いながら、
ひとりでがんばっているあなた。

もう、大丈夫です。
「しんどい」と言えないあなたの、
日常を変える方法があります。
この本は、がんばっているあなたの
味方になります。

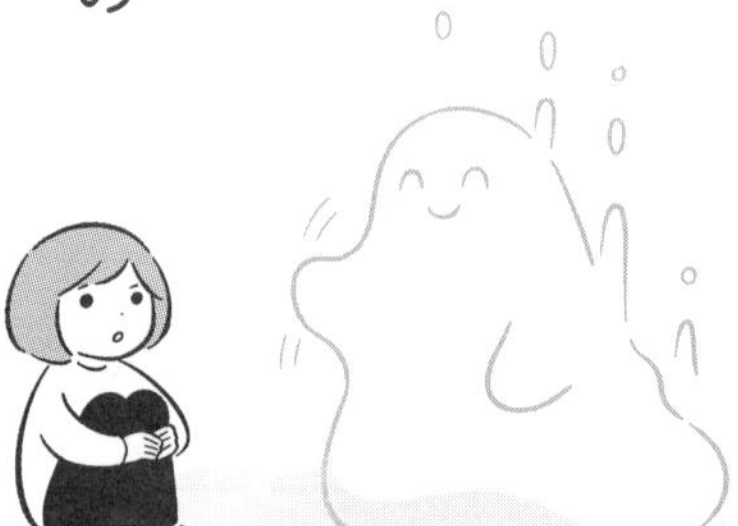

精神科医が教える

笑顔うつから抜け出す方法

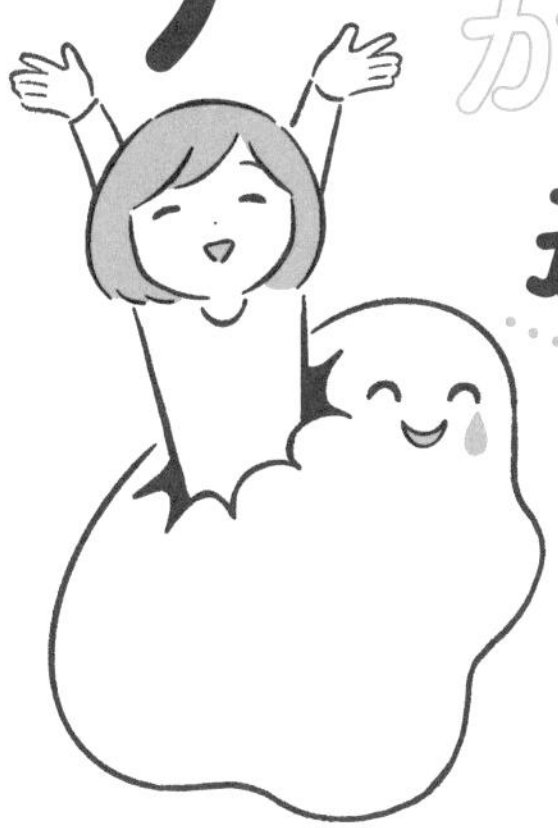

精神科医しょう

あさ出版

はじめに

あなたは、悩みを誰かに話したり、弱音を吐いたりしたときに、「誰だってそうだよ」「もっと前向きに考えなよ」などと言われて、モヤッとしたことはありませんか？

そのたびに、「自分はネガティブなんだな」「自己肯定感を高めなきゃ」「もっとがんばらないと」と思って、がんばっている人もいるかもしれません。

でももし、

- やりたいことはたくさんあるのに、できなくて落ちこむ
- 落ちこみはないけれど、体が重く感じる
- 働けてはいるけれど、家に帰るとぐったりしてなにもできない
- 人といるときは落ち着いているのに、ひとりになると涙があふれる
- つい先走ったことをして、いつも失敗してしまう

こんな状態が続いているのであれば、心と体をいたわってあげてほしいのです。
なぜなら、あなたは**「笑顔うつ」**かもしれないからです。

なんとか社会生活は送れているものの、内面で抑うつ症状や身体の不調を抱えている状態を、わたしは「笑顔うつ」と呼んでいます。
これは正式な病名ではありませんが、海外でも研究されており、英語では**「smiling depression」**といいます。
これは簡単にいえば、**うつ病や適応障害の軽症か中等症の状態**にあたります。

笑顔うつは、初期の段階では異変の兆候がないことから、甘えや性格の問題と思われ、まわりからは精神の病気を疑われません。

でも、〝笑顔の仮面〟をつけて、社会生活をなんとか成立させてしまえるために、サポートが得られず、つらい症状が悪化しがちなのです。

診察していると、笑顔うつの状態の人がたくさんいます。「もっと早く、診察に来てくれればよかったのに……」と言いたくなるほど、症状が悪化した人も少なくありません。

申し遅れました。わたしは精神科医として、大学病院とクリニックで診察をしている、しょうと申します。

毎月500人以上の患者さんの診察をしながら、インスタグラムやVoicy、ブログなどのSNSで、生まれつき感受性が強くて敏感な気質を持ったHSP（Highly Sensitive Person／ハイリー・センシティブ・パーソン）に関する発信もしています。

これまで、のべ7万人以上の悩みを抱えた人と接してきました。

HSP気質を持つ人のなかには、笑顔うつの状態の人も少なくないようにも感じます。

HSP気質を持つ人は、我慢強くて責任感が強いうえに、まわりからは理解されづらく、ムリを続けてしまうからでしょう。

ムリをしてしまう背景には、そうした気質だけではなく、弱音を吐くことや休むことは甘えや怠けである、という日本社会の風潮もあります。

自分の悩みを打ち明けても**「気にしたって仕方ないよ」「受け取り方の問題じゃない？」といった否定的な反応**をされがちです。

こうなると本人は、「言わなければよかった」「どうせ誰もわかってくれない」「がんばるしかない」と孤立感を深め、さらにムリをしてしまいます。

こうした経験をしている人のつらい気持ちに少しでも寄りそって、ラクにすることができたら。安心して病院で受診してもらえるようになったら……。そうした思いから、この本を出すことにしました。

ＳＮＳを見ていても、

●「うつ病かもしれないと思うけれど、自分なんかが病院に行っていいのかわからない」
●「お医者さんにも、自分の悩みを話すことに抵抗がある」

といったコメントを見かけます。

自分の話を受け止めてもらえなかった経験から、伝えることにためらいを感じるのかもしれません。

この本を手に取ってくださったあなたも、いままでひとりで、がんばってこられたのではないでしょうか。

でも、もう大丈夫です。この本を読んで、少しずつ解決していきましょう。

この本では、言葉にしにくい笑顔うつの状態を、**4つの世界**に分けて紹介しています（いまのあなたは、14〜15ページの〝うつうつ島〟のどこにいるでしょうか？）。

この本を通して、次の４つの状態を目指していきます。

①「自分の状態」を知る
②「わかってもらう方法」を見つける
③「わかってくれる人」を見つける
④「できること」を少しずつ増やす

自分の心と体に起きていることがわかるだけでも、不安は解消します。なにごとも、わからない状態がもっとも不安ですからね。

あなたがもう、ムリに笑顔をつくらなくてすみますように。

そして、本物の、とびきりの笑顔を取り戻せますように。

その一助になれたら、とてもうれしく思います。

精神科医しょう

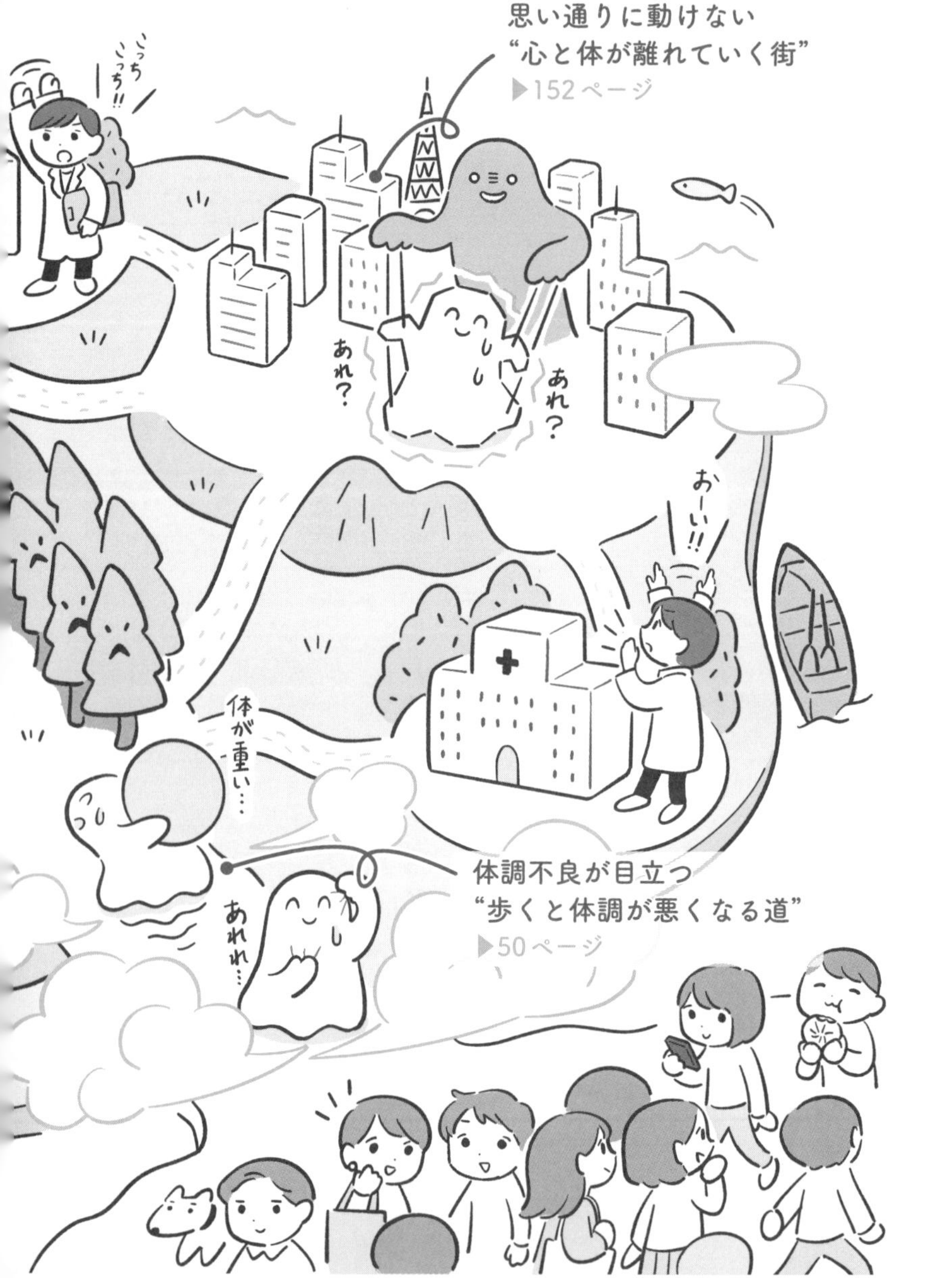
思い通りに動けない
“心と体が離れていく街”
▶152ページ
こっち こっち!!
あれ?
あれ?
おーい!!
体が重い…
あれれ…
体調不良が目立つ
“歩くと体調が悪くなる道”
▶50ページ

うつうつ島MAP

あなたは島のどこにいる？

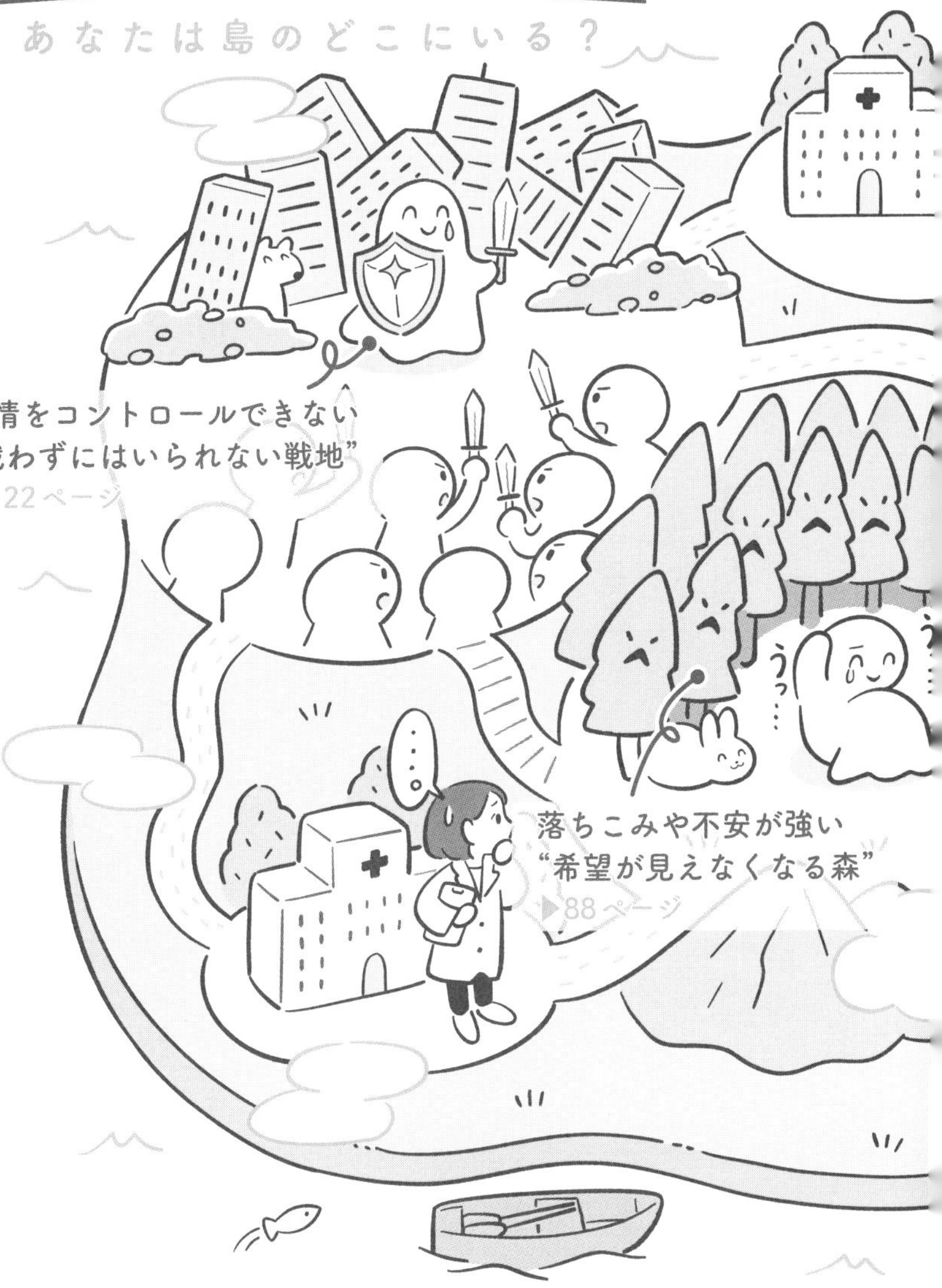
感情をコントロールできない
“戦わずにはいられない戦地”
▶122ページ
うっ…
落ちこみや不安が強い
“希望が見えなくなる森”
▶88ページ

CONTENTS

CONTENTS

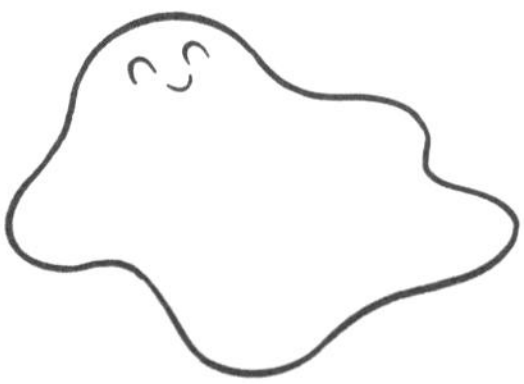

第4章 感情がコントロールできなくなってきた！ ～戦わずにはいられない戦地～

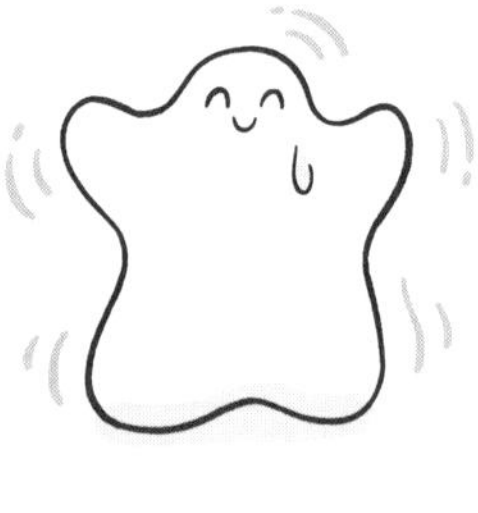

CONTENTS

第5章 思い通りに動けなくなってきた！ ～心と体が離れていく街～

第6章 エネルギーをためて「うつうつ島」から抜け出そう！

編集協力　茅島奈緒深
本文デザイン・DTP　辻井　知（SOMEHOW）

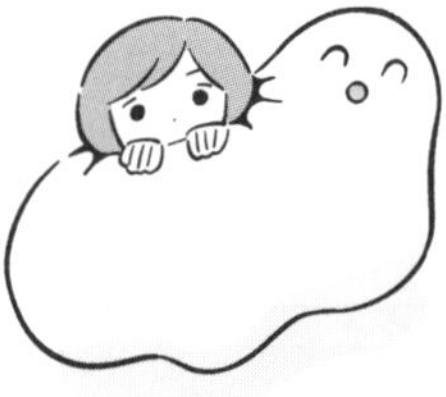

第1章
いつのまにか「うつうつ島」に迷いこんでいる!?
～笑顔の仮面がとれなくなる～

笑えているからって
大丈夫なわけじゃない

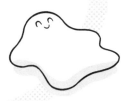

「やりたいことはたくさんあるのに、うまくこなせない」
「悲しくもないのに、涙があふれてくる」
「毎晩寝ているにもかかわらず、体が重く感じる」

あなたは、こんなふうに心と体が一致せず、**「本来の自分」ではない感じ**がしていないでしょうか？

考えても仕方がないのに、クヨクヨと考え続けてしまう。好きだったことにも熱中できなくなって、なにもやる気がしなくなってきた。

休日は1日中寝てしまい、なにもできなかったことに自己嫌悪……ということもあるかもしれません。

でも、「うつ病っていうほど、しんどくないし」と、〝なんとなく感じる不調〟をごまかしていないでしょうか？

図星なら、ちょっと立ち止まってみましょう。

「他人の前では元気そうにできるけれど、心身の不調が続いている」という人は、〝笑顔の仮面〟がとれない**「笑顔うつ」**になっているかもしれません。

いつのまにか「笑顔の仮面」をかぶってしまうワケ

一般的に、うつ病などの心に関する病気は、表情が暗くなったり覇気がなくなったりと、わかりやすい変化があることをイメージするでしょう。

でも、それは正しくもあり、間違ってもいます。なかには、**社会生活を送れていても体の不調が長期間続いていたり、ストレス因から離れると笑顔になれたりして、表面的に見えにくい場合もある**からです。

むしろ、異変が目に見えてきた段階では、症状が進んでいるのです。

わたしは、落ちこみや不安、体調不良を長期間抱えながらも、まわりに見せないように笑顔で明るくふるまう状態を、「笑顔うつ」と呼んでいます。

本来、笑顔はポジティブな気持ちになったときに、自然とつくられるものです。ところが、意図的に笑顔をつくることでも、神経伝達物質のドーパミンやセロトニンが分泌され、ポジティブな気持ちが生まれます。

ムリにでも笑顔をつくり、元気そうにふるまう人は、神経伝達物質が分泌されて、落ちこみや不安を抱えていても一時的に軽くなるのでしょう。

しかし、これが「限界に気づかず我慢する」「限界が見えずにがんばりすぎる」ことにつながっているのです。

とくに、我慢強い人は笑顔うつになっているのがわかりづらいです。

声にハリがあって笑うこともでき、一見元気そうに見えますが、よくよく話を聞くと、つらい抑うつ症状に悩まされていることを吐露してくださいます。

どれだけ我慢してきたのだろう……と想像せずにはいられず、そのたびに胸がしめつけられる思いがします。

健康な人であれば、「しんどいな」と感じると、そこでムリをするのをやめようとします。**「心と体が一致する感覚がある」**ため、ストレスは生じません。

一方、笑顔うつになると、しんどくても「やる気を出してがんばらないと」と考えて、余計にがんばろうとしてしまいます。次第に**「心と体が一致する感覚」がなくなり、思うように動けなくなる**、という状態になるわけです。

笑顔うつは、車のガソリンタンクに穴が開いてガソリンが流れ出ているにもかかわらず、エンジンをかけ続けている状態です。当然、ガソリンが十分ではないので、いくらエンジンをかけても車は思うように動きません。

では、笑顔うつは心身にどんなことが起こるのでしょうか。さらにくわしく見ていきましょう。

第 1 章

いつのまにか「うつうつ島」に迷いこんでいる!?

～笑顔の仮面がとれなくなる～

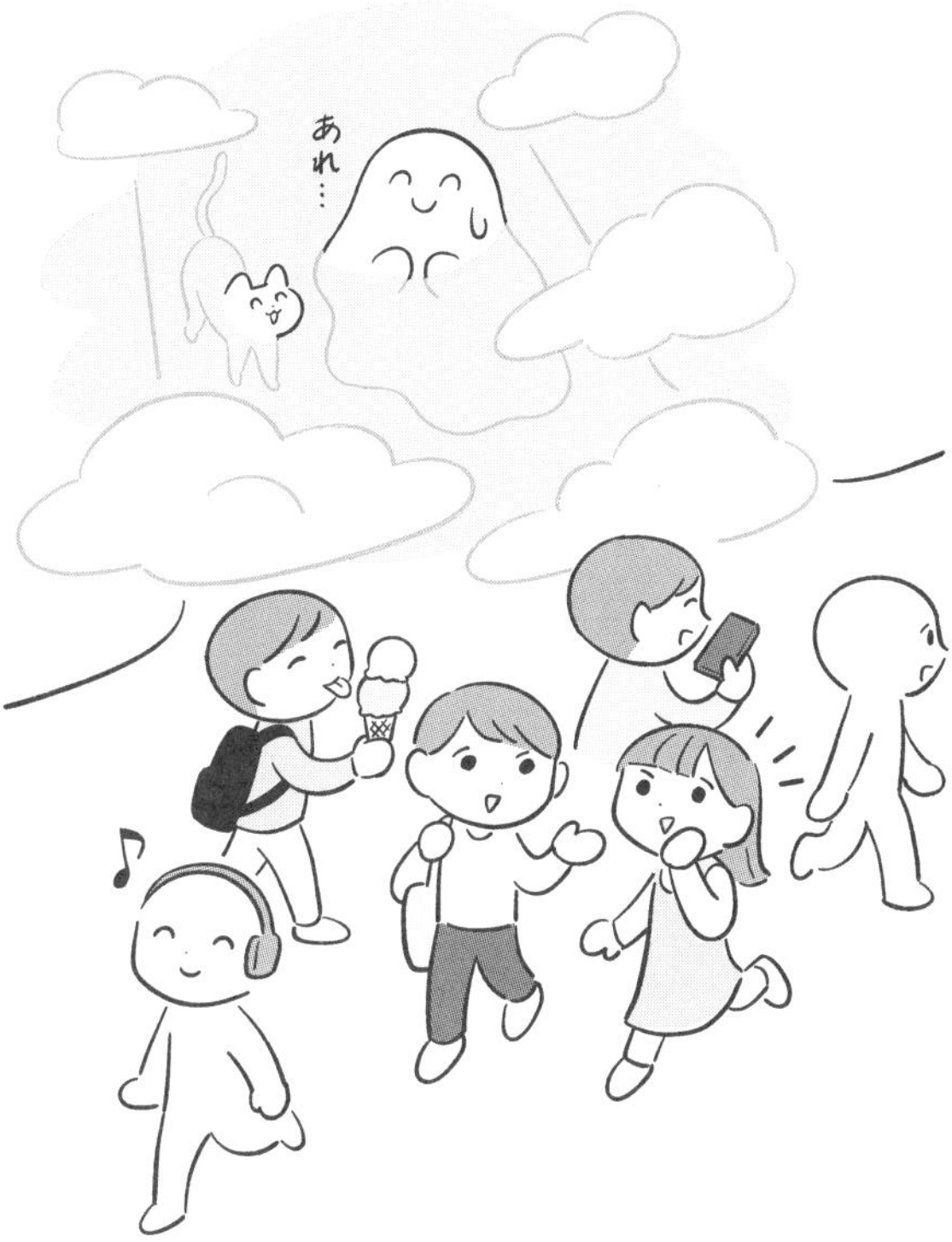

笑顔うつは「心の問題」がなくてもなる

わたしが「笑顔うつ」と呼んでいる状態は、**うつ病や適応障害でいえば軽症か中等症**にあたります。

まず、うつ病は脳内でセロトニンやドーパミン、ノルアドレナリンなどの神経伝達物質の分泌が乱れる病気です。

気持ちを安定させたり、やる気を起こさせたりする神経伝達物質の分泌が乱れるため、気持ちが不安定になったり、無気力な状態になったりします。

うつ病は先天的な素因を持った〝特殊な人〟だけがなる病気ではなく、子どもから高齢者まで、**どの年代の人もかかる可能性があります**（厚生労働省のメンタルヘルス関連のサイト「こころもメンテしよう」には、日本人の約15人にひとりがかかるとされています）。

神経伝達物質の分泌が乱れる原因は、性格傾向をはじめストレスや環境要因などさまざまです。代表的な原因は**心因性**、**内因性**、**外因性**という3つに分けることができます（左ページ参照）。

これらの3つの原因は重複することが多く、外因性のうつ病でも、心理的なストレスやプレッシャー、疲労が加わって発症するケースがあります。

体の状態がよくなるにつれて、自然と症状もよくなってくるケースもあれば、なかなかよくならず、治療薬が必要になるケースもあります。

なかには、骨折やヘルニア、手術の後遺症などで不自由な生活が長引いたり、不調を抱えたりすることで、うつ病になる人もいます。

ケガが原因で歩くのが難しくなり、仕事をはじめ趣味やスポーツもできなくなって生きがいを失うことで、うつ病になるというパターンもあります。

この場合は、心因性のうつ病ともいえますし、本人の性格傾向が悲観的な場合は、内因性のうつ病ともいえるのです。

心因性うつ病

仕事や家庭、人間関係における心理的なストレスやプレッシャー、疲労などが原因で発症するうつ病。

内因性うつ病

特定の外的な要因や生活状況の変化がなく、脳内の神経伝達物質の乱れによって発症するうつ病。

性格傾向が悲観的なケースが多く、多くは心理的なストレスやプレッシャー、心理的な疲労が加わり発症する。

外因性うつ病

体の異常や病気が主な原因で発症するうつ病。

代表的な病気は、脳腫瘍や脳血管障害、脳炎などの脳疾患、パーキンソン病、リウマチ、膠原病、甲状腺機能低下症など。

ほかにも、秋から冬にかけて日照時間が短くなることが原因の季節性のうつ病、服用している薬が発症のきっかけになる薬剤性のうつ病もあります。

つまり、うつ病を発症する原因を1つに特定するのは難しく、うつ病は「**さまざまな要因が複合的に絡み合って発症する**」という理解が正しくなります。

うつ病と適応障害の違い

一方、適応障害は、外的なストレスや変化、出来事に対してうまく対応する力が一時的に低下していたり、本人のキャパシティー以上の外的ストレスがかかったときに、日常生活や社会機能に支障をきたす病気です。

たとえば、転職、進学、家庭の問題、人間関係の困難、喪失や別れなど、新しい環境や状況に適応するときに起こりやすく、さまざまなストレス因に関連して現れます。

症状は個人差があり、不安感や緊張感、抑うつ、身体的な不調（頭痛、消化不良、筋肉の緊張など）、疲労感、集中力の低下、自己評価の低下、社会的な孤立感、睡眠障害などさまざまです。

うつ病と現れる症状は似ていますが、うつ病と異なるのは**発症の原因が特定しやすい**ことです。うつ病はストレスが減っても症状が続きやすいのですが、適応障害は**ストレス因から離れると比較的早く回復する**という特徴があります。

はっきりと言えるのは、うつ病や適応障害になるのは、**本人が甘えているわけでも、怠けているわけでもない、ということ**です。

気合や根性で、神経伝達物質の分泌を促すことはできませんし、環境や状況が変わらなければストレス因がなくなることはないからです。

笑顔うつになると迷いこむ「4つの世界」

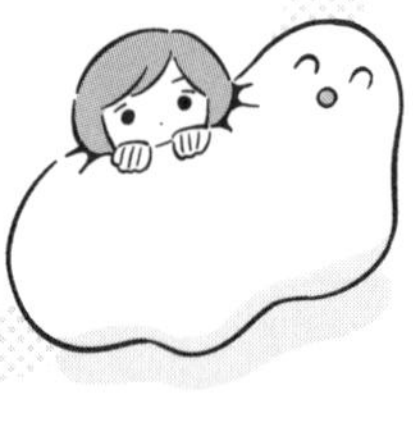

笑顔うつはあらゆる不調が心と体に現れますが、現れ方も原因も人によってさまざま。たいていは、次の**4つの世界**のどこかに迷いこんでしまいます。

①体調不良が目立つ「歩くと体調が悪くなる道」
②落ちこみや不安が強い「希望が見えなくなる森」
③感情をコントロールできない「戦わずにはいられない戦地」
④思い通りに動けない「心と体が離れていく街」

次から紹介する状態のなかに、**2週間以上続いている状態**があれば、チェックを入れてください。当てはまるものが多いのが、いまのあなたの迷いこんでいる世界です（14～15ページも見て、自分がどこにいるのかをつかんでいただければと思います）。

37ページの図は、それぞれの状態を、わかりやすいように「体調」と「感情・行動」の2つの軸で表しています。

❶ 体調不良が目立つ「歩くと体調が悪くなる道」（詳細は50ページ）

- □体調不良が続いて「苦痛」を感じる
- □内科にかかっても原因不明な体調不良がある
- □仕事や家事に支障がでている

この世界にいる人は、さまざまな**身体症状に悩まされる**のが特徴です。

よく眠れない、夜中に何度も目が覚めるという不眠症状をはじめ、だるさや疲れ、頭痛、微熱、耳鳴り、めまい、便秘、下痢、吐き気、発汗（寝汗）、肩凝りや腰痛、節々の痛み、むくみ、冷え、動悸、胸がキュッと締まるように苦しい、のどに球のようなものが詰まっているなどの感覚があります。

身体的症状に悩まされるのが特徴とはいえ、落ちこみや不安などの精神症状がないわけではなく、「**自覚していない**」というのが正しい言い方になります。

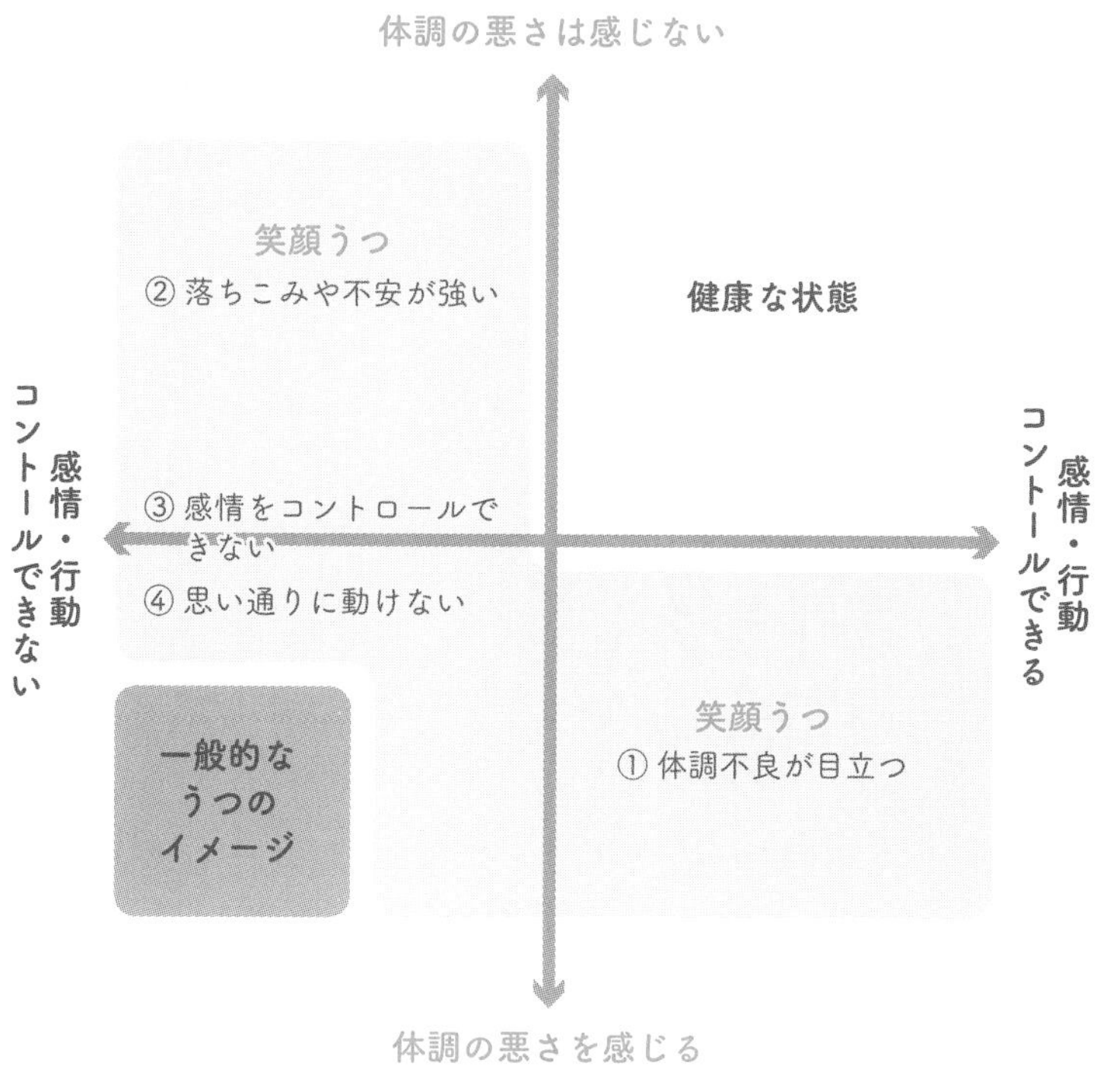
体調の悪さは感じない
笑顔うつ
② 落ちこみや不安が強い
健康な状態
感情・行動コントロールできない
感情・行動コントロールできる
③ 感情をコントロールできない
④ 思い通りに動けない
一般的なうつのイメージ
笑顔うつ
① 体調不良が目立つ
体調の悪さを感じる

よく聞くと、「体の調子が悪くて気分も沈みがち」「不安感に襲われたときに動悸が激しくなる」といった精神症状が根底にある人もいます。

こうなる原因は、職場での人間関係や業務負担、長時間労働のほか、離婚の問題や子育ての悩みなど人それぞれです。

❷ 落ちこみや不安が強い「希望が見えなくなる森」（詳細は88ページ）

- □ 1日中気分が落ちこんだり、気持ちが沈んだ状態が続いている
- □ ひとりになると漠然とした不安におそわれる
- □ まわりの人から表情や言動の変化を指摘される

この世界にいる人は、**精神症状に悩まされる**のが特徴です。

とくに理由もなく気分が沈んで1日中落ちこむ、漠然とした不安におそわれている、落ち着かない、モヤモヤするなどがあります。一般的なうつ病のイメージ

に近いかもしれません。

このタイプは、身体の不調がないわけではなく、**「自覚していない」**という場合が多いです。よくよく聞くと、不眠やだるさ、頭痛、便秘などがあります。身体の不調の自覚がまったくない人はごくまれです。

身体の不調の自覚が弱いので内科を受診するという考えに至りにくく、病気の発見が遅れがちです。落ちこみや不安が続いているのに気にとめないようにして、やりすごす人も少なくありません。

❸感情をコントロールできない「戦わずにはいられない戦地」（詳細は122ページ）

- □これまで気にならなかったことが気になる
- □感情をコントロールしにくい状態が続いている
- □まわりの人から心配される

この世界にいる人は、**感情をコントロールしにくくなる**のが特徴です。

人と話していて急に涙がこぼれたり、些細なことでイライラしたり、人にきつくあたり出したりします。

これまで許せていたことが気になってきて子どもを怒鳴る、ぜんぶ自分が悪いと思ってしまう、焦って先走ったことをしてしまうなどの状態になります。

その場にそぐわない言動をすることも多く、「**なんであんなことをしちゃったんだろう**」「**あんなことを言わなければよかった**」**と自己嫌悪**に陥りがちです。

このタイプは、自覚の有無にかかわらず、なにかしらの身体症状か精神症状、あるいは両方を抱えています。

感情のコントロールができなくなっている原因は、心身の状態がすぐれない状態が続いてゆとりがなくなっているからと考えられます。

④思い通りに動けない「心と体が離れていく街」（詳細は152ページ）

- □原因不明の体調不良があって、不安や落ちこみも続いている
- □得意なこと・好きなことができなくなっている
- □仕事や家事に手がつかない状態が続いている

この世界にいる人は、**思い通りに行動できなくなる**のが特徴です。

「たまっている仕事をしなくちゃいけない」と思うけれどすばやくこなせない、「冷蔵庫が空だから買い物に行こう」と思うけれど動けない、「部屋が散らかっているから掃除しよう」と思うけれど、ほとんどできないなどの状態になります。

身体症状と精神症状の両方を自覚している人が多く、まわりの人に気づかれないようにしてきたけれど、かくす気力も体力も尽きかけているような、エネルギー切れの状態です。

そのため、これまで5分、10分でできていたことが1時間ぐらいかかるなど、**なにをするにも時間がかかる**ようになります。「やろう！」と思うのに体がついてこないわけです。

さらに、思うように動けなくなったことで**フラストレーションがたまって、焦りも募ります**。

まわりからはサボっているように見られて理解を得にくく、孤立感を強める人も少なくありません。

笑顔うつの「4つの世界」

① 体調不良が目立つ
「歩くと体調が悪くなる道」

さまざまな身体症状に悩まされるようになる。落ちこみや不安などの精神症状を自覚していない場合が多い。

② 落ちこみや不安が強い
「希望が見えなくなる森」

落ち込みや不安などの精神症状に悩まされるようになる。身体の不調がないわけではなく、自覚していない場合が多い。

③ 感情をコントロールできない
「戦わずにはいられない戦地」

感情をコントロールしにくくなる。なにかしらの身体症状か精神症状、あるいは両方を抱えている。

④ 思い通りに動けない
「心と体が離れていく街」

思い通りに動けなくなる。身体症状と精神症状の両方を自覚している人が多く、エネルギー切れの状態。

「やる気」を取り戻すために、いまの状態を知ろう

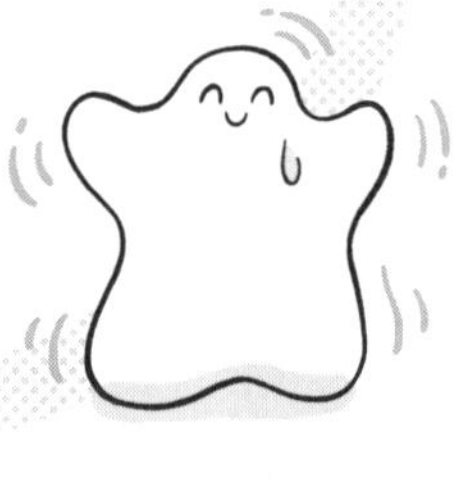

いまのあなたは、どの世界に迷いこんでいるでしょうか？　人によってはチェックの数が同じで、2つの世界を行ったり来たりしている人もいるでしょう。

笑顔うつは、うつ病や適応障害の軽症・中等症と考えると、あまり重症ではないように思うかもしれません。

でも、**状況によっては、急に悪化することがあるので注意が必要**です。状態は①→④の順に重くなり、④より重くなるといよいよ危険です。

①体調不良が目立つ「笑顔うつ」
②落ちこみや不安が強い「笑顔うつ」
③感情をコントロールできない「笑顔うつ」
④思い通りに動けない「笑顔うつ」

①の段階では、精神症状よりも身体症状の自覚が強いため、自分がうつ病や適

応障害かもしれないと疑う人はあまりいません。

そのため、精神科や心療内科よりも、**内科を受診する場合が多い**です。市販薬を使って症状を抑えている人もいるかもしれません。
②の段階では、精神症状を自覚するものの体調の変化を感じないため、**「気持ちが沈んでいるだけ」と考えがち**です。

①も②もいつもの調子ではないため、どうしても仕事や家庭でミスが増えます。そのことをまわりの人に指摘されたり、「しっかりして」などと注意されやすくなります。でも、なんとか社会生活を成立させてしまえるため、病気を疑われることは少ないでしょう。

③と④の段階になると、自分でも心身の異変を感じていて、まわりの人からもあきらかな異変として気づかれやすくなります。
「休んだほうがいいんじゃない？」と心配されたり、精神科や心療内科での受診

をすすめられることが増えます。

④より重症になると、「これをしよう」「あれをしたい」というやる気も起きなくなり、笑うことすらできないでしょう。

笑顔うつはこうして回復していく

このように説明すると少し怖い感じがしますが、ご安心ください。笑顔うつは焦らなければ回復していきます。早く不調に気づき、正しい対処をすれば、回復も早くなります。

笑顔うつは、

①落ちこみや不安が軽くなる
②眠れるようになって食欲も戻り、そのほかの不調も改善する
③やる気が出てくる

という順番に回復していき、**最後に戻るのが「やる気」**です。

理由は解明されていませんが、やる気は心身ともに復調しないと戻らないケースが多いです。

こうした予備知識があると、調子を崩したときに自分はどんな状態になっているのか、快復中にどの段階にいるのかが、理解しやすくなるでしょう。

続く第2章からは、4つの笑顔うつの状態を1つひとつ解説し、よくある悩みとその解消法、ワークを紹介しています。

笑顔うつであれば早めに病院で受診してほしいところですが、いますぐ動けないという人は、参考にしていただければと思います。

最後の章では、笑顔うつを根本的に改善していく方法を紹介していきます。

第2章
落ちこみや不安は感じないけれど、体がおかしくなってきた！
～歩くと体調が悪くなる道～

体調不良が目立つ〝歩くと体調が悪くなる道〟にいる人たち

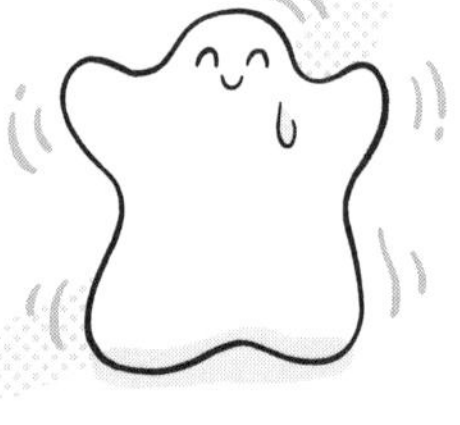

この章では、笑顔うつの4つの世界のうちの1つめ、「歩くと体調が悪くなる道」にいる人たちについてお伝えしていきましょう。

次のような状態が**2週間以上**続いている場合は、笑顔うつの「体調不良が目立つタイプ」です。

- 体調不良が続いて「苦痛」を感じる
- 内科にかかっても原因不明な体調不良がある
- 仕事や家事に支障がでている

具体的には、53ページのような、ありとあらゆる身体症状が現れます。

いつもどおりのことをしているにもかかわらず、体に不調が現れ、**〝体全体がゆっくりと地面にのめり込んでいくような重さ〟**があります。

では、こうした状態に早く気づくために、どうすればいいのでしょうか。ポイントは3つあります。

ポイント1 「我慢しているけれど、じつは苦痛なこと」を確かめる

このタイプは、体に不調が現れますが、「この程度なら市販薬を飲んで治せばいい」と思ってしまいがちです。

もちろん、疲れやだるさは、市販薬やサプリメントでカバーできる場合もあります。それなりに症状が改善するので、正しい対処をしたと思うでしょう。

でもそれによって、**本当の原因である精神的なストレスと向き合わずに、体がおかしいと感じながら数カ月、数年すごしている**人が結構います。

これらは症状を誤魔化しているにすぎないので、あるとき急に悪化したり、新たな体調不良が加わったりすることもしばしばで、市販薬やサプリメントが効かなくなることもあります。

体調不良が目立つ「笑顔うつ」になると起こること

- □動悸が激しくなる
- □胸がキュッとしまっているように苦しい
- □のどに球のようなものが詰まっている感覚がある
- □だるさや疲れ、無気力感がある
- □疲れているのに眠れない
- □夜中に何度も目が覚める
- □頭痛がする
- □微熱がある
- □耳鳴り、めまい、貧血がある
- □腹痛、便秘、下痢、吐き気がある
- □肩凝りや腰痛、節々の痛み、むくみ、冷えがある
- □やたら汗をかく、寝汗がひどい
- □食欲がない、または食べすぎている

また、**お腹は空いているのに食べられない、食べたくない、少し食べるとすぐお腹がいっぱいになる、好物なのにおいしいと思わない、逆に満腹になっても食べ続けてしまう、なにかを食べずにはいられない**、という状態になっていると、注意が必要です。

体重が極端に減っていたり、極端に増えているのであれば、笑顔うつの可能性があります。

特に注意してほしいのが、**体重が減っているとき**です。食欲とストレスは深い関係にあり、ストレスを抱えると拒食傾向になることがあります。

ダイエットをしている場合をのぞき、体重が1年で5％以上のペースで減っていると笑顔うつの可能性があります（50kgの人であれば2・5kg、40kgなら2kg）。

食べなすぎ・食べすぎのいずれの場合も、自分の食欲がいつもと違うので、人とご飯を食べるのを避けるようになりがちです。体型に変化が現れるまで、まわりの人に異変を気づかれません。

かなり重症化すると味覚異常も起きて、なにを食べても味がしない、砂を噛んでいる感じがするなどの状態になることもあります。

ここで大切なのは、**「じつは苦痛を感じているけれど、我慢していること」をよく考えること**です。

感じ方は人それぞれです。「体重は増えているけれど、別につらくない」「夜は眠れないけれど、昼間寝られるから問題ない」という人もいます。

うまく生活をコントロールできていれば、苦痛には感じにくいでしょう。コントロールできていなければ、遅かれ早かれ苦痛に変わります。

よく、心身を整えるには「規則正しい生活をする」「運動習慣を持つ」「3食しっかりとる」などといわれますが、わたしは必ずしもそうしなければならないとは考えません。

人それぞれのライフスタイルがあって、昼夜逆転の生活でも本人が苦痛でなく、社会生活に支障が出ていなければ、それは問題ないのです。

ポイント2 体調不良の原因をあきらかにする

このタイプの人のほとんどが、体調不良を感じたときに内科を受診します。ところが、診察や検査をしても、内臓の異常は見つからず、医師から「精神的な問題かもしれません」と言われます。精神科や心療内科の受診につながればいいのですが、「たいしたことはない」と考えて受診しない人もいます。

体調不良が目立つとはいえ、精神症状がまったくないわけではありません。医師に指摘されるまで、**精神的なストレスを自覚していない**というのが正しい言い方になります。

このタイプの患者さんに、「内科で検査して体に異常がなかったことを、どう思いますか？」と聞くと、「そういえば……」「言われてみれば……」と、次のようななんらかの精神症状を口にしはじめます。

- 体の調子が悪いからか、なんとなく気分も沈みがち
- 動悸が激しくなるのは、不安感に襲われたとき
- 仕事ばかりしていて、気持ちの切り替えができない
- 上司との折り合いが悪くて、会社に行くのが億劫
- 妻と離婚問題でもめていて気が重い
- 子どもにイライラしてしまう
- 自分を責めて涙がこぼれるときがある

こうしたストレス因が重なって、体調不良となって現れているのでしょう。いわば、**体が心の代わりにヘルプサインを出している**わけです。

ポイント3

「できないこと」が増えていないか確かめる

「体調不良があって苦痛に感じていたら、受診してくださいね」と言うと、我慢強い人は「この程度ならまだ大丈夫」と思ってやりすごしてしまいがちです。

でも、「できないこと」が増えていて、**社会生活に支障が出ている状態であれば、笑顔うつの状態**です。

仕事で遅れやミスが増えたり、いままで難なくこなせていたことが億劫になる、予定を忘れる、外出する気になれない、人に会いたくないなどがあれば、心と体がヘルプサインを出していると考えましょう。

また、社会生活に支障が出はじめたら、**まわりの人から心配されるようになります**。これも笑顔うつの可能性があると考えていただければと思います。

第２章

落ちこみや不安は感じないけれど、体がおかしくなってきた！
～歩くと体調が悪くなる道～

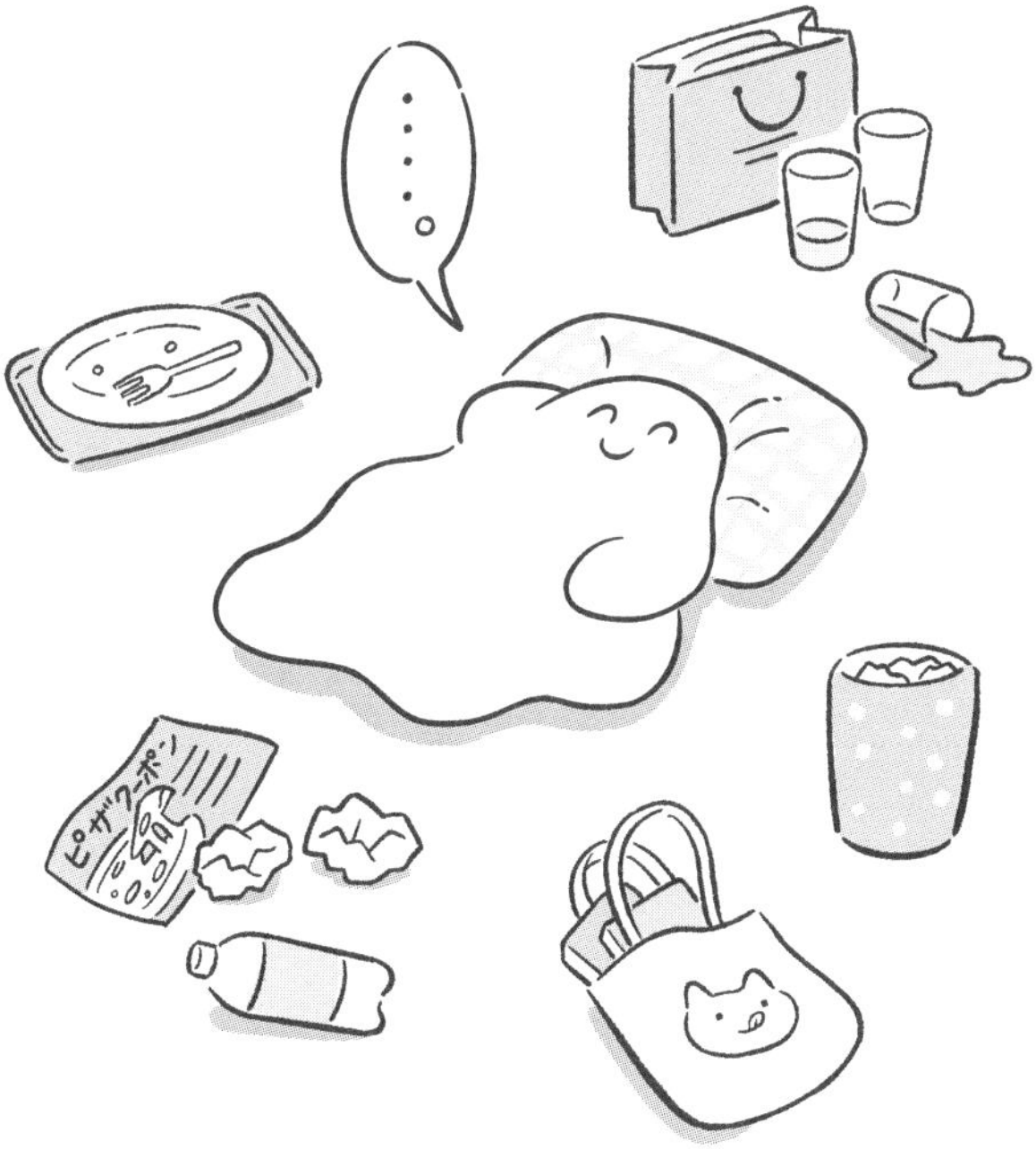

「単なる肉体的な疲れ」と「笑顔うつによる疲労感」の違い

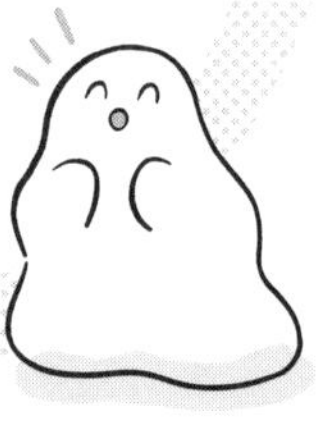

単なる肉体的な疲れなのか、笑顔うつによる疲労感なのかよくわからない。そう思われる人もいるかもしれません。そんなときは、次の2つをよく観察してみてください。あてはまっていれば、笑顔うつの可能性があります。

- 肉体的な不調が2週間以上続いている
- 疲労感以外の不調（不眠や無気力感、落ちこみなど）もある

たいていの肉体的な疲労は、しっかり寝れば消えます。

激務が続いていたり、久々に運動したときなどは、体が重い感じがしたり筋肉痛が出たりしますが、**休みをとれていれば数日間で回復します**。

ところが、**笑顔うつによる疲労感は、寝てもとれません**。なぜなら、脳内の神経伝達物質の分泌の乱れや、まわりの環境や人間関係が原因だからです。

根本の問題を解決しない限り、疲労感が消えることはありません。

また、単なる肉体的な疲れの場合、**不眠や無気力感、落ちこみなどのほかの精神的な不調は出にくい**です。落ち込みや不安を自覚していない場合でも、最近の出来事を振り返って、心の状態をよくチェックしてみてください。

精神的な不調があったとしても、たいていは肉体的な疲れが取れればもとの状態に戻ります。2週間経ってももとの状態に戻らない、かえって悪化している場合は、笑顔うつの可能性があるでしょう。

次のページからは、体調不良が目立つ笑顔うつの人の日常の悩みの対処法を紹介していきます。

笑顔うつを根本的に解決する方法は第6章で紹介しているので、第2〜5章で紹介していることは、しんどい日常を乗り切るヒントにしてもらえればと思います。

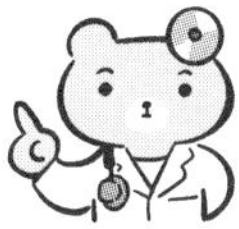

「歩くと体調が悪くなる道」にいる人の悩み①

体全体（あるいは胸のあたり）が重い感じがする

短時間だけ集中する

「歩くと体調が悪くなる道」にいる人たちは、**なんとなく体が重いという感覚がずっとある**と思います。

体が重だるいときは、ムリをしないでのんびりすごしてほしいところですが、なにもしないでいると、なにもできない自分を責めたり、まわりの人に迷惑をかけていると思って罪悪感を抱いてしまう人もいるでしょう。

そんなときは、次のように**短時間だけ何かに集中する**のがおすすめです。

①短時間のストレッチをする

ストレスを受け続けていると、知らない間に体中の筋肉が緊張しています。診察していても、体がガチガチに凝っていて、整体に通っている人が多いです。

体が凝るのは、**ストレス状態では体が防御的な姿勢になりやすく、筋肉が緊張するから**です。特に、ストレスに対する反応として首や肩の筋肉は凝りやすいです。

ストレスで不安や緊張が高まると、自律神経系が刺激され、体に〝戦うか逃げるか〟（ファイト・オア・フライト）という反応が起きます。

これは、体が危険に対応するための自然な反応で、この反応により、アドレナリンなどのストレスホルモンが分泌され、心拍数や血圧が上昇し、筋肉が緊張状態になります。さらに、ストレスを受け続けると、筋肉の緊張が慢性化し、筋肉痛や硬直を引き起こすことがあります。

体の緊張がほぐれると、気持ちもやわらぎます。左ページの手順で短時間の首と肩のストレッチをしてみてください。

体の緊張をやわらげる 首と肩のストレッチ

2つのストレッチを1セットとして、1日合計3セットやってみよう。仕事の合間やリラックスタイムのほか、寝る前にやって筋肉をほぐすのもgood!

首のストレッチ

① 座った姿勢で、首を前に倒す。あごが胸に触れるくらいまで近づける。15秒間この位置を保つ。

② 頭をゆっくりともとの位置に戻し、次は右に倒す。できるだけ右耳が右肩に触れるくらいまで近づける。15秒間この位置を保つ。

③ 頭をゆっくりともとの位置に戻し、次は左に倒す。できるだけ左耳が左肩に触れるくらいまで近づける。15秒間この位置を保つ。

肩のストレッチ

① 座った姿勢で背すじを伸ばし、右腕を左へ伸ばす。

② 左腕で右腕を抱きしめ、右肩の伸びを感じる。15秒間この位置を保つ。同じ動きを左腕でも行う。

③ 両腕をもとに戻し、次は両手を前に出して手を組む。組んだ手をさらに先に伸ばし、そのまま腕ごと左右に大きくゆらゆらと動かす（背中の筋肉が伸びるのを感じる）。これを30秒間行う。

②好きなことを10分集中してやる

自分が好きな方法で集中するのがおすすめです。なぜなら、好きなことをすることが、一番心身を落ち着かせるからです。

体を動かすのが好きな人であれば、近所を10～15分ほど散歩するといいでしょう。体を動かす効果は、運動療法として実証されています。

絵を描くことや、料理をするのが好きであれば、10分程度ちょっと集中してやってみてください。

なにをしても集中できないときは、早く寝ちゃいましょう。

寝ることをあまり重要に考えない人もいますが、**調子の悪いときにはあれこれするよりも、一番の解決策だったりします**。

その日の状況や気分は、次の日以降も続くとは限りません。思いきって早く寝て脳と体を休めることが、調子を取り戻すカギになり得ます。

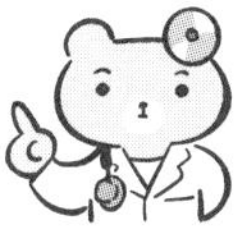

「歩くと体調が悪くなる道」にいる人の悩み②

よく眠れない（寝つきが悪い・途中で目覚める）

睡眠の質を下げることをやめる

疲れているのによく眠れない、寝つきが悪い、夜中に目が覚めるなどの不眠症状があるときは、次のような睡眠に関わる行動から変えていきましょう。

- カフェイン飲料の量・飲む時間
- 夕食の時間
- お酒を飲む量・時間
- 寝る前の行動

カフェインは脳を刺激して、眠気を飛ばす作用があるので、取り入れる量と時間には注意が必要です。

また、夕食をとるタイミングも重要です。食後間もなく寝てしまうと、胃腸が消化のために活発に働き続けるため、入眠しにくくなります。

お酒は不眠症状だけではなく、肝臓をはじめ心臓や胃腸、脳などのあらゆる内臓に負担をかけて病変するほか、うつ病との関係もあきらかになっているので、**飲まないのが理想**です。睡眠がうまくとれないときは調整しましょう。

アルコールは深い睡眠を減らして、浅い睡眠を増やします。さらに、夜中に目を覚まさせる中途覚醒も引き起こすため、睡眠の質を下げるのです。

ブルーライトも注意が必要です。目の奥まで届く強いエネルギーの光で、「睡眠ホルモン」といわれるメラトニンの分泌を抑制するからです。

最近は、**スリープテック**といわれる睡眠改善グッズが登場しています。

睡眠の質を上げる方法

カフェイン飲料を飲む量、飲む時間を見直す

- カフェイン飲料（コーヒー・紅茶・緑茶・ウーロン茶・エナジードリンクなど）は1日1～2杯にする
- カフェインレスコーヒーや、麦茶やルイボスティー、黒豆茶など、カフェインを含まない飲み物に替える
- 夕方以降は飲まない

夕食の時間を見直す

- 寝る3時間前までに夕食をすませる

お酒を飲む量、飲む時間を見直す

- アルコール度数を下げる、ノンアルコールビールに替える
- 寝る3時間前には飲むのをやめる
- 夕食でお酒を飲みたいときは夕食を早めにすます

寝る前の行動を見直す

- 寝る前にデジタルデバイスのブルーライトを浴びない
- ブルーライトをカットする眼鏡をかける
- ブルーライトをカットするシールをディスプレイに貼る
- 寝る1～2時間前からは部屋の照明を暗くしてすごす

睡眠の質をチェックするアイテムを使う

- スマートウォッチ（睡眠の質を測ってくれる）
- 睡眠計測アプリ（スマートフォンを枕元において寝るだけで、自分の睡眠を計測、記録、分析してくれるアプリ）
- 睡眠中の脳波をモニタリングしてくれるアイマスク
- オーダーメイド枕

わたしもアップルウォッチで睡眠状態を計測していますが、深い睡眠の時間などを測ってくれるので、毎日チェックするのが楽しみです。スコアがよかった日の行動をふり返れば、どんなすごし方が睡眠の質を上げるのかがわかるので、改善が進みます。

なかなか寝つけなかったり、夜中に目が覚めて眠れなくなったら、一度ベッドから出て、好きなことをするといいでしょう。「眠らなければ！」と焦ると、緊張して目が覚め、ますます眠れなくなってしまいます。

ベッドで「眠らなければ！」と焦ると、ベッドがストレスの場所になります。眠れないときは、**一度ベッドから出てゆっくりしたり、ソファなどで横になってみてください**。がんばって寝ようとしないことがポイントです。

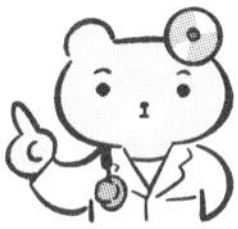

「歩くと体調が悪くなる道」にいる人の悩み③

食欲がなくなっている

食べやすいものを、食べられるときに食べる

「歩くと体調が悪くなる道」にいる人たちには、食欲がなくなる人と増える人がいますが、**問題なのは食欲がなくなる**ほうです。体力が落ちて体調不良が悪化しやすくなるだけではなく、落ちこみや不安を感じやすくなるからです。こうなると病院に行く気力すらも、なくなってしまいます。

こんなときは、まず**好きなものや食べられそうなものを食べるようにしてみましょう。**

また、栄養バランスを考える段階ではないので、**カロリーの摂取を優先**してください。**食事の時間を気にする必要もありません。**「いまなら食べられる」と思うタイミングで食べてください。

おすすめなのは、左ページで紹介している、のど越しのいい食品です。これらの食品は消化が早く、消化に使うエネルギーを節約できるのもメリットです。ドリンクタイプやゼリー状の栄養補助食品や、医療現場でも使われている高カロリーのドリンクなども、ネットで注文すれば早ければ翌日に届きます。

最近では、栄養に配慮された食事を届けてくれるサブスクリプションサービスや、ネットスーパーもあります。しんどいときは、1カ月だけでも利用してみるといいでしょう。

もし、なにを食べても味がしなくなってきた、砂を噛んでいるように感じる、という状態になったら、病状が進んでいるので必ず病院で受診してください。

食欲がないときの対処法

のど越しがいいものでカロリーを摂取しよう！

- スープ、スムージー
- おかゆ、雑炊
- ヨーグルト
- 豆腐
- アイスクリーム
- ドリンクタイプやゼリー状の栄養補助食品
- 高カロリー栄養食

買い物をしたり、食事を作る体力がなければ、便利なサービス・アイテムを利用してみよう！

・nosh（ナッシュ）

糖質に配慮した定額食事宅配サービス。数十種類のメニューから好きなものを選べる。

・GREEN SPOON（グリーンスプーン）

野菜たっぷり、健康的な食事の宅配サービス。おかず、スープ、サラダ、スムージーなどを届けてくれる。

・Amazonフレッシュ

野菜や果物、魚や肉などの生鮮食品をはじめ、惣菜やミールキット、日用品をまとめて最短約2時間で届けてくれるAmazon直営のネットスーパー（配達エリアは要確認）。

・水なし自動調理鍋・電気圧力鍋

食材と調味料を入れるだけで、自動で調理をしてくれる鍋。

「歩くと体調が悪くなる道」にいる人の悩み④

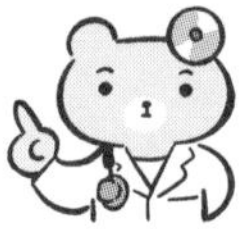

感覚が過敏になっている

アイテムを使って落ち着きを取り戻す

過敏になった感覚は、治療をすれば少しずつやわらいでいきます。一時的な症状なので過度に不安になる必要はありませんが、左ページのような**感覚をおだやかにするアイテムを活用してもいい**と思います。

とくに、生まれつき感受性が強くて敏感な気質を持ったＨＳＰの人は、五感刺激（視覚、聴覚、嗅覚、味覚、触覚）に敏感なので、不調ではなくてもさまざまな刺激に反応して疲れてしまいがちです。

感覚が敏感になったときの対処法

光を眩しく感じるとき

- 日傘やサングラス（紫外線の量によってレンズの色の濃度が変化し、サングラスとして使える眼鏡もある）を使用する
- ブルーライトカット眼鏡をかける
- PCディスプレイに保護フィルムを貼る
- 間接照明に替える
- テレビやパソコン・スマホの輝度を下げる、夜間モード設定にする

音が気になるとき

- 耳栓・騒音を軽減するノイズキャンセリング付きのイヤホンを使う
- 安心できる曲をリスト化し、集中したいときに聴く
- 冬はイヤーマフラーを使う

においが気になるとき

- ハンカチやタオルの端にお気に入りの香りのアロマオイルを垂らしたものを持ち歩く（アウェー感がなくなり落ち着く）

肌ざわりが気になるとき

- モコモコのタオル、サラッとしたストール、フワフワの小さなぬいぐるみなど、お気に入りの肌ざわりのものを持ち歩く
- 座り心地のいいクッション、座布団に替える
- 寝心地のいい・肌ざわりのいいマットレスをしいて寝る

**毎日長時間使うものは、
快適なアイテムに替えると幸福度が上がる！**

ＨＳＰの人たちからは、さまざまな工夫をしている話をよく聞きます。

わたしのインスタグラムのフォロワーさんに、感覚を穏やかにする工夫についてアンケートをとったところ、次のようなものを紹介いただきました。

- 照明をやわらかい色にする（視覚）
- 寝るときは、枕にピローミストをかけ、ヒーリングミュージックを流す（嗅覚・聴覚）
- アロマキャンドルを焚いて、焚き火の音のＢＧＭを流す（嗅覚・聴覚）
- 電車やバスでは、ノイズキャンセリングイヤホンをつける（聴覚）
- インナーは綿素材のものを使う（触覚）

いかがでしたか？　たくさん教えてもらったなかから、特に効果的と思ったものをピックアップしました。あなたに合いそうなものがあれば、ぜひ試してみてください。

体にたまったストレスをやわらげるワーク

自律神経の乱れからくる体調不良を解消する方法の1つに、「**自律訓練法**」があります。これは、1932年にドイツの精神科医のシュルツが体系化したもので、自宅でも簡単にできるのでおすすめです。

その効果を実験した海外の論文（※1）によると、ストレスが大きい看護学生に自律訓練法を続けた結果、血圧と心拍数が減少して学生のストレスが軽減し、学校を休む日が減ったことがあきらかになっています。

そのなかで、初めてでも、ひとりでもできるものを紹介します。5～10分でできるので、仕事の休憩のときにもできると思います。継続しておこなうと効果が上がるといわれるので、ぜひ習慣にしてください。

やり方 眼鏡や時計、アクセサリーなど、しめつけ感があるものは外しましょう。

❶自分が落ち着く場所でラクな姿勢になり、体の力をぬく

❷目を閉じて、深呼吸を数回おこなう

❸心のなかで「気持ちが落ち着いている」と繰り返しつぶやく

❹自分がホッとできる場所（布団のなか、お風呂のなか、日なたなど）を思い浮かべる

❺気持ちの落ち着きを感じられたら、心のなかで「手脚が重たい」と繰り返しつぶやく
利き手側の腕から筋肉がゆるみ、重たくなる感覚を感じる。その後、反対の腕→両脚の順で重たくなる感覚を感じる

❻手脚の重さを感じられたら、今度は心のなかで「手脚が温かい」と繰り返しつぶやく。気持ちが落ち着いた状態で、両手脚の温かさと重さを味わう
利き手から温かくなる感覚を感じ、その後反対の手、両脚の順で温かくなる感覚を感じる

❼目を開けて、両手でゆっくりグー・パーを数回繰り返す
両手をグーにしたまま腕を上げたり下げたり、曲げ伸ばしする。最後に、大きくのびをする

❼はリラックスした状態（❶～❻）から意識や体を元の状態に戻す動きです。仕事や家事を再開するときにしてください。日中にする場合は必ず❼をして、夜寝る前にする場合は、❼はしなくてかまいません。

もしかしたら……
大きな病気がかくれていることも

体調不良が目立つ笑顔うつの場合、ほかの病気の症状と似ていることもあり、心の病気を疑われなかったり、逆に、ほかの重大な病気がかくれていた、ということもあります。

気をつけてほしいのは、内科で**自律神経失調症**と言われた場合です。なぜなら、自律神経失調症は医学的な病名ではなく、**「原因不明の体調不良がある状態」**にすぎないからです。明確な診断基準はありません。

自律神経とは、その名の通り、自律的（自動的）に働いている神経です。**ストレスを抱えると高確率で自律神経が乱れます。**

人間の体には、手足のように自分で動かせる部分と、血管や内臓のように自分で動かせない部分があります。後者の自分で動かせない部分の働きをつかさどっているのが自律神経で、交感神経と副交感神経の2つで成り立っています。

交感神経は車でいうと「アクセル」にあたり、心拍数を上げて体を活動的にする働きがあります。「さあ仕事をするぞ！」と自分を奮い立たせたり、運動するときや緊張、興奮、ストレスを感じたときなどに優位になります。

一方、副交感神経は、車でいうと「ブレーキ」にあたり、心拍数を下げて体をリラックスさせる働きがあります。食後にゆっくりしているときや就寝時、癒やしを感じるときなどに優位になります。

この2つの神経がバランスよく働くことで、体調がいい状態に保たれます。

ところが、心身に過度のストレスがかかったときは、交感神経が優位な状態になりアクセル全開になるため、体のあちこちで炎症が起きて負担がかかります。

逆に、副交感神経が優位な状態が続くとブレーキがかかった状態になり、朝起きられなくて活動的になれず、だるさが続きます。

交感神経と自律神経のバランスが崩れた状態を「自律神経が乱れる」といい、

発症するさまざまな体調不良は総称して「自律神経失調症」といわれるのです。

症状にそれらしい名前がつくと原因があきらかになった気がするので、それ以上調べようとしなくなることも多いです。医師から精神的な問題を指摘されない限り、精神科や心療内科の受診にはつながらないでしょう。

笑顔うつで現れるさまざまな体調不良と、自律神経失調症の症状はほぼ同じです。自律神経失調症といわれても納得せずに、精神科か心療内科を受診しましょう。

甲状腺機能低下症や脳梗塞がかくれていることも

また、笑顔うつと似た体調不良が現れる病気に、**甲状腺機能低下症**があります。

甲状腺は、のどぼとけの下にある小さな臓器で、甲状腺ホルモンというホルモンをつくっています。

甲状腺ホルモンは心臓や肝臓、胃腸、脳などのさまざまな臓器に運ばれて、体の新陳代謝を促すなどの働きを担っています。

この甲状腺ホルモンが少なくなった状態を甲状腺機能低下症といい、だるさや疲れ、無気力感、動悸、むくみ、便秘などの不調が現れます。

甲状腺機能低下症に気づきにくい理由は、**健康診断などでは甲状腺の数値を測らない**からです。採血をすれば、甲状腺の数値は正常か異常かがわかります。

もう1つ笑顔うつと似ている症状が現れる病気には、**脳腫瘍や脳血管障害、脳梗塞などの脳疾患**があります。

脳腫瘍は脳に腫瘍ができ、脳血管障害は脳の血管に障害が起きて脳の機能が低下する病気で、脳梗塞は脳の血管が詰まることで起きます。

いずれも発症する場所によって気分や感情をつかさどる部分が影響を受け、落ちこみや不安、やる気の減退などの精神症状が出るケースがあります。

体の半身に表れる痺れや脱力感、持っているものをやたらと落としたり、ろれつが回らなかったりなどの症状が出ない限り、脳疾患を疑うことは難しいです。前兆症状が出てＭＲＩを撮ると、脳疾患が見つかり、落ちこみや不安などの精神症状を起こしていたことがわかることもあります。

ほかにも、採血したら**腎臓や肝臓の数値が悪いこと**や、**電解質のバランスが崩れている**ことが、体調不良の本当の原因だったとわかることもあります。

「体の病気と思ったら、心に不調があった」ということもあれば、「心の病気だと思ったら体の病気もあった」ということもあるので、原因不明のままにしないことが大切です。

第３章
体は元気だけれど、落ちこみや不安があってしんどい！
〜希望が見えなくなる森〜

落ちこみや不安が強い
〝希望が見えなくなる森〟
にいる人たち

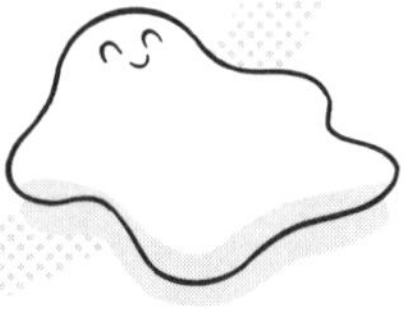

この章では、笑顔うつの4つの世界のうちの2つめ、「希望が見えなくなる森」にいる人たちについて、お伝えしていきましょう。

「落ちこみや不安が強い」というのは、よくあるうつ病のイメージなので、想像しやすいかもしれません。次のような状態が**2週間以上**続いている場合は、笑顔うつの「落ちこみや不安が強いタイプ」です。

- 1日中気分が落ちこんだり、気持ちが沈んだ状態が続いている
- ひとりになると漠然とした不安におそわれる
- まわりの人から表情や言動の変化を指摘される

具体的には、91ページのような、精神症状が現れます。

体調不良は感じないけれども、精神が不安定になり、**〝なにをしても希望を感じず、明るい未来が見えなくなる感覚〟**になります。

では、こうした状態に早く気づくために、どうすればいいのでしょうか。ポイ

ントは3つあります。

ポイント1
落ちこみ・不安が続いている期間を確かめる

このタイプの笑顔うつは落ちこみや不安をはじめ、さまざまな精神症状が現れますが、明確な理由がある場合と、ない場合があります。

たとえば、仕事でミスをしたり試験に落ちたり、大切な人との別れやペットの死に直面したら誰でも落ちこんだり、不安になります。

こうした「明確な理由」が原因で落ちこみや不安が続いている場合、まず疑われるのが**適応障害**です（32ページ参照）。

一方、そうした理由がないのに、落ちこみ・不安があるのであれば、**うつ病の可能性があります**。

落ちこみや不安が強い「笑顔うつ」になると起こること

- □同じことをクヨクヨ考え続けてしまう
- □いちいち大げさにとらえて落ちこんでしまう
- □自分を責め続けてしまう
- □気分がずっと晴れない
- □心から笑っていない感じがする
- □ずっと緊張感がある
- □落ち着かない感じがする

ただし、うつ病はさまざまな要因がからみ合って発症するので、原因が特定できてもうつ病の可能性があります。

いずれにせよ、一時的な落ちこみや不安であれば、心配ありません。注意してほしいのは、その状態が**2週間以上**続いていたり、**自分が苦痛に感じている**場合です。

女性の場合、ホルモンバランスの乱れからくるPMS（月経前症候群）や更年期症状でも、落ちこみ、不安、イライラやモヤモヤなどの精神症状があります。

PMSの場合は、月経が始まると落ちこみや不安は少しずつ軽くなって、月経が終わるころには治まっているはずです。PMSによる精神症状がひどくて、精神科や心療内科を受診する人もいますが、ごくまれです。

更年期症状でも、落ちこみや不安が現れる場合があります。

ただ、40～50代の閉経前後の更年期になると、ホットフラッシュ（上半身ののぼせ、ほてり、発汗など）や寝汗などの身体症状もある場合が多いです。

とはいえ、更年期症状をきっかけに「更年期うつ」になることもあるので、医師でなければ単なる更年期症状と見分けることは難しいです。

漢方薬やホルモン療法で精神症状が落ち着くことがあるので、疑わしい場合は、女性であれば婦人科、男性であれば男性更年期専門の外来や泌尿器科の受診をおすすめします。

また、このタイプは、精神症状が目立つとはいえ、体調不良がまったくないわけではありません。精神症状の自覚が強いために、**体調不良を「自覚していない」**というケースが多いです。よく聞くと、不眠やだるさ、食欲不振、頭痛などの体調不良もある人が多いです。

ポイント2

自由な時間にリラックスできているか確かめる

誰でも、仕事が終わって家に帰りひとりになれるときは、一番自然体でリラックスできる状態のはずですよね。

お菓子を食べたり、ドラマを見たりしてのんびりしたくなるものです。

小さなお子さんがいる人も、寝かしつけたあとなどに自由な時間ができれば、趣味を楽しみたくなるはずです。

でも、**自由な時間ができてもリラックスできなかったり、ゆっくりすることに罪悪感を抱いたり、不安になるのであれば、健康な状態ではありません。**

人前ではなんとか平静を装えるけれど、家に帰ったとたんに落ちこみや不安がよみがえってきて、涙がこぼれる。

家に着く前までやる気があったのに、帰ったとたんご飯をつくるのも、食べるのもしんどくなる。シャワーを浴びることさえ一苦労。そんな自分にがっかりして、自己嫌悪に陥る……。

こうした状態が長期間続くのであれば、笑顔うつになっているといえます。

ポイント3 「まわりの人の声」を観察する

精神症状が目立つ笑顔うつの人は、**表情や言動に異変が出やすくなります。**

たとえば、いつも通りにふるまっているのに「疲れてる？」と心配されたり、メイクをしっかりしたのに「顔色悪いね」と言われたり、家族に「また忘れたの？」と言われたりなど、ふだんとの違いを指摘されやすくなります。

まわりから指摘されると、「大丈夫だよ」「疲れているだけですよ」「がんばります」と返しそうになりますが、まわりの人から指摘されたら一度素直に受け止めてください。まわりからの指摘は重要なサインです。

「単なる不安」と「笑顔うつの不安」の違い

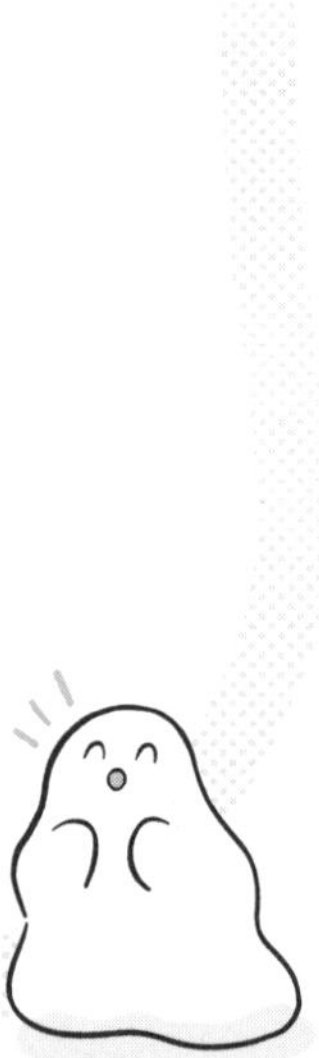

「落ちこみや不安が強い笑顔うつ」になる人は、まじめ、秩序やルールに忠実、他人に気を遣う、責任感が強い、頼まれると断れないといったような性格傾向で、内向的な人が多いです。

精神医学では、うつ病になりやすい人はメランコリー親和型性格という性格傾向があるといわれてきました。

「きました」と過去形にしたのは、近年は**うつ病になる原因は性格傾向以外にもいろいろある**という見方になっているからです。

ただ、性格傾向が一因であることに変わりはなく、「落ちこみや不安が強い笑顔うつ」の人は、もともと持っている性格傾向が、さまざまな症状を強めている可能性があります。

笑顔うつが重症化すると、自傷行為に走ったり、暴力を振るう人もいます。これは、自分を責める自責的な傾向のある人は自傷に走りやすく、他責的な傾向のある人は他者を攻撃する、といえるかもしれません。

性格傾向からくる「単なる不安」と「笑顔うつの不安」を明確に区別するのは難しいですが、自分を責め続けていたり、他者を攻撃し続けている状態であれば、笑顔うつの可能性が上がります。

強い不安から「確認行動」が増える

また、不安が大きくなってくると、次のような**些細なことの確認を繰り返してしまう**ケースもあります。

- 家の鍵を閉め忘れていないか何度も確かめてしまう
- 買い物をしたとき、財布をカバンにしまったか確認してしまう
- 「約束の時間に遅れたらどうしよう」と何度も時計を見てしまう

手が汚れている気がして何度も手を洗ってしまう

わたしも夜寝る前にふと「あれ？　お昼ご飯を食べたときに財布を出したけど、そのあとちゃんとしまったかな？」と不安になって、ベッドから出てリュックの中を確認することがあります。

そういうときはたいてい、仕事が忙しくて疲れがたまっているときです。

これが病的な状態になると、リュックの中に財布があることを確認してベッドに戻ったけれど、また「財布の中にお金は入ってるかな？」と不安になって確認しに行く、という状態になります。

確認行為は不安を解消するための行為ですが、不安が強いと一度や二度確認したぐらいでは解消できなくなるのです。

このように、**何度も繰り返してしまう行動は、もともとの性格というよりも、不安が強くなっている兆候**だと考えていいでしょう。

焦り・落ち着きのなさが現れることも

不安が強くなってくると、落ち着きのなさが目立ってくる人もいます。とくに、**高齢者**で笑顔うつになる人はこういうタイプが多いです。

ある70代の女性患者さんは「急に眠れなくなった」「便秘で苦しい」という悩みで病院に来られました。

その1カ月後には、食欲が落ちて体重が減少。3カ月後には、大好きだった買い物にも行けなくなり、半年後にリストカットをして緊急入院されました。眠れないことに対する危機感が強く、「このまま眠れなくて衰弱したらどうしよう」と不安と焦りを募らせているようでした。

また、この人は不動産を複数所有しており、毎年年末には確定申告を行っていましたが、そのときは「確定申告ができるか心配……」と、落ち着かない様子でした。

このように、不安が強くなってくると、日常でできていたさまざまなことを気にしてしまい、集中できなくなっていきます。

若い人でも不安が強くなって焦りや落ち着きのなさが現れることはありますが、自分で解決策を探したり、知人にサポートを求めたりして、自力で問題を解決していくことができます。

ところが高齢になると、足腰が弱ったり、認知機能が落ちたりして、いままで難なくできていたことがスマートにこなせなくなります。

身の回りで同年代の人の死も増えるため、小さな不安も解消されにくくなります。否応なしに自分の死を意識しはじめることも、不安と焦りにつながります。

これらが積み重なると、少しずつ焦りが募って落ち着かなくなるのは、想像に難くないでしょう。

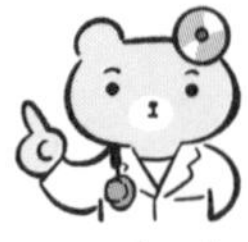

「希望が見えなくなる森」にいる人の悩み①

人に会うのがしんどい
「ウソ」をついてもいいので誘いを断る

なんとか社会生活を送っているけれど、人に会うのがしんどい。本当はひとりになりたい。「希望が見えなくなる森」に迷いこんだ人にはありがちです。

こう思うことは悪いことではありません。このときは、ムリせずその気持ちにしたがってください。

具合が悪いときは、**ひとりでゆっくりする。**あるいは、**自分のペースに合わせ**

てくれて、ただ寄り添ってくれる人や、ただ話を聞いてくれる人とだけ関わることをおすすめします。

友だちや会社の同僚に、「久しぶりに、みんなでランチに行こうよ」「飲みに行かない？」と誘われても、断って問題ありません。しんどいときは、自分の心と体を守るほうが大事だからです。

人から誘われたらすぐに返事をしなければいけない、と考える人も多いと思います。

でも、いったん保留にし、数時間、あるいは1日置いてから返事しても大丈夫。自分の心と体のコンディションと相談してから、決断するといいでしょう。

決断にはエネルギーを要します。笑顔うつでエネルギー不足に陥っていると、**健康なときより決断するのがしんどくなります。**

いまは世の中の変化のスピードが速くて、効率や生産性が重視されますが、具合が悪いときは、**ゆっくりと、自分のペースで行動してOK。**

誘いの返事もできる限り先延ばしにして、自分にプレッシャーをかけないようにしてください。その結果、しんどいと思ったら誘いを断ってかまいません。

しんどいときは「ウソ」を賢く使おう

でも、どうやって誘いを断ったらいいの？　と思う人もいるでしょう。

そんなときは、左ページのような表現で断ってください。

ウソも方便。**具合が悪いときはウソをついてもかまいません。**

信頼できる相手なら、悩んでいる症状を伝えて、悩みを話すきっかけにするのもいいでしょう。

誘いを断ることに抵抗がある人は、断ったらどんなひどい事態になるか想像してみてください。二度と誘ってもらえなくなると思う人もいるかもしれませんが、

誘いを賢く断る方法

いったん返事を保留にする言い方

- 「仕事の終わり時間が見えなくて……。見えたときに返事するよ」
- 「その日は先約があったかも。確認してあとで連絡するね」
- 「その日は家族との予定があった気がします」
- 「すみません、今日は家庭の事情で早く帰らなくてはいけなくて……」
- 「いまの仕事が全然終わらなくて……。この仕事が終われば、引き受けられるかもしれません」

体調不良を理由に断る言い方

- 「ちょっとお腹の調子が悪くて」
- 「頭痛がひどくて」
- 「ちょっと微熱があるみたいで、念のため休みたいの」
- 「いま歯がちょっと痛いんだよね……」
- 「なんだか朝からずっと気持ちが悪くて……」
- 「最近全然眠れてなくて」（※信頼できる人に限る）
- 「落ちこんだ状態がずっと続いていて」（※信頼できる人に限る）

そうした不安はたいてい杞憂《きゆう》に終わります。

人を「誘う側」と「誘われる側」に分類したとき、誘う側の人は能動的で、おおらかなタイプです。誘いを断られることにも慣れているので、断られても気にすることはありません。

結局、人と会ったら意外と楽しめて元気が出てきた気がする、ということもあります。そう思えるのは、比較的回復してきている段階です。

でも、**人と会ったあとに落ちこんだり、後悔するようであれば、人に会うには早い段階**です。しばらく、ひとりでゆっくりすごしましょう。

回復するにつれて、いろんなことに対する意欲が戻り、人に会いたいという気持ちも自然によみがえります。

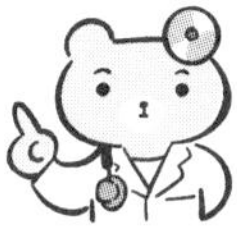

「希望が見えなくなる森」にいる人の悩み②

なにも心から楽しめない

「自分の本音」を意識してみる

他人に気を遣う人ほど、とくにおもしろいと思わなくても、雰囲気を悪くしないように笑うことがあると思います。いわゆる「空笑い」です。

空笑いは、思っていることと言動が一致しないためストレスになりやすく、疲労感につながります。

しんどいときは**ムリして笑わなくて大丈夫**です。不自然な笑顔になっていたとしても、気にする必要はありません。心から楽しめなくても、自分を責めないでください。

とはいえ、人にイヤな印象を与えたくない人もいるでしょう。そんなときは、笑いながら、心の中で次のような**「自分の本音」を意識してみてください**。

- おもしろくないのに笑ってあげてるわたしって、えらいなぁ〜
- ぜんぜん楽しくないのに、楽しいフリをするのは大変だわぁ〜

ちょっとイヤな感じがしますか？
でも、こうしたイヤな気持ちは、あなたの**大切な本音**です。

その場を離れたらブツブツと声に出してもいいですし、大きなため息をついても大丈夫です。「自分の本音」を受け止める練習をしていると、思っていることと言動が一致しやすくなり、気遣いが必要な場でのストレスを軽減しやすくなります。

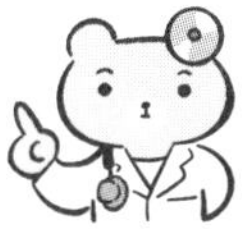

「希望が見えなくなる森」にいる人の悩み③

集中して話を聞けない

ツールを使って話の内容を記録しよう

落ちこみや不安が続いてリラックスできなくなると、思考力や集中力が落ちるので、一生懸命他人の話を聞こうとしても頭に入ってこないことがあります。でも、心が不安定になって、集中できない状態にまでなっているときは、ムリをせず、いつも以上に自分を大切にすべきです。

大切な打ち合わせで聞き漏らしが心配なときは、**スマホのレコーディングアプ**

ＩＣレコーダーで録音するといいでしょう。

録音すると、「聞き漏らしたらどうしよう」という不安から解放されるので、相手の話に集中しやすくなります。

相手には「あとで聞き直したいので、録音させていただきますね」とあらかじめ断っておけば、失礼はありません。むしろ、仕事熱心な人という印象を与えることができるかもしれません。

今は音源をアップロードすると、**音声を自動で文字化してくれるサービス**もあるので、ツールを賢く使って、集中しなくても作業が進む方法を探すといいと思います。

相手の長い話を切り上げたいときは、急ぎの電話やメールがきたフリをしたり、「トイレに行きたいので」と言ってその場を離れましょう。自分がラクになって相手にも失礼がない方法を、うまく活用してください。

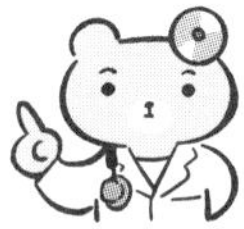

「希望が見えなくなる森」にいる人の悩み④

「明日がこなければいいのに」と思う
そう思う「理由」を言葉にする

「明日がこなければいいのに」と思うなら、**そう思う理由を、ひとりのときに言葉にしてぶつぶつとつぶやいたり、紙に書き出したあと紙を破いて捨ててください。**

理由はきっと「学校に行きたくないから」「やるべきことがいっぱいで、終わりが見えないから」など、ネガティブなことばかりになりますよね。

人によっては、人の悪口や社会に対する批判なども出てきて、毒づくこともあるかもしれません。

でも、どんなにポジティブな人でも優しい人格者でも、ネガティブなことを思っているもの。「バカ！」「クソ！」といった思いを抱くことがあるものです。

心のなかで何を思おうと、その人の自由です。

精神科医やカウンセラーは、患者さんの話を聞きながら病状を探りますが、患者さんに思いを吐き出してもらうのは、ラクになってもらうためです。**認知の歪みを正していくのは、思いをすべて吐き出して、ラクになってから**です。

毒づく自分に自己嫌悪したり、変われない自分に焦りが募っていくこともあるかもしれません。そういうときは、ネガティブな気持ちを吐き出すのは、**リラックスするため**と思ってやってください。

健康なときは、カラオケや飲み会など、大きな行動でストレスを発散できますが、しんどいときはそれができません。こうした小さな行動で対処をしていきましょう。

落ちこみ・不安をやわらげるワーク

ここでは、「希望が見えなくなる森」にいるみなさんのために、心の不調を解消する運動療法を紹介しましょう。

おすすめは、緑豊かな公園や庭園、森、自然保護区などで、**森林浴をしながらの散歩**です。20分でも30分でもいいので、ムリのない範囲ではじめてみてください。

運動療法は、薬物療法と同等の効果を示すという研究結果もあります。

有酸素運動を半年間おこなったうつ病患者は、薬物療法のみをおこなったうつ病患者より再発率が低いことを示す論文もあります（※2）。

また、森林浴（森林セラピーや自然療法）で植物が出す揮発性物質の「フィトンチッド」にひたると、ストレスがゆるみ、リラックスすることができます。街中を歩くよりも自然豊かな場所で歩くほうが、ストレスホルモンといわれるコルチゾールの濃度や血圧が下がり、副交感神経が優位になるという論文もあります（※3）。

やり方

❶木々が豊富で空気が清潔な、運動にぴったりの場所を選ぶ

公園、庭園、森、自然保護区など、自然に囲まれた場所が理想的です。

❷深呼吸をする

鼻から息を深くゆっくりと吸いこんで、鼻からゆっくりと吐き出すことを意識しましょう。植物から放出されるフィトンチッドを多く吸いこむことができます。

❸自然を全身で感じながら無心に歩く

自分の呼吸、肌で感じる風、木々の香りや鳥のさえずりなど「今この瞬間」に感じることに意識を向けます。モヤモヤとした雑念が湧いてもかまいません。そのときは再び、「今この瞬間」に意識を戻しましょう。

❹しんどすぎないペースで歩く

いまの自分の心と体に合わせたスピードで歩きましょう。

❺運動を習慣にする

週に数回、定期的に実践することがポイントです。心身の健康の維持と向上につながります。

もしかしたら……
双極性障害の可能性も

活発に動ける時期がある一定の期間続いたあとに、落ちこみや不安が強くなる期間が続く。こうした状態であれば、笑顔うつよりも**双極性障害**（躁《そう》うつ病）を疑ったほうがいいかもしれません。

双極性障害は、元気いっぱいな状態（躁）と落ちこんで動けなくなる状態（うつ）が周期的に変動する病気です。

双極性障害も、脳内の神経伝達物質の分泌の乱れによって起こります。

躁の周期のときは気分がすごく高揚しておしゃべりになり、キビキビと動いて眠気も感じません。心身ともに苦痛感がなく、とても調子がいいと感じるようです。「わたしにできないことはない！」と、数日間寝ないでやたらと精力的に活動します。

女性であればメイクが濃くなったり、服装が派手になる傾向もあります。

知り合いとケンカをして人間関係を破綻させたり、お金を浪費するケースも少なくありません。

自分の経済状況を超えた浪費をして、金銭トラブルになることもあります（躁状態の入院患者さんが車をネットで購入して、病院に車が届いたこともあります）。

双極性障害の人は、そうした躁の周期が数週間続いたあと、少しずつ気持ちが沈み、うつの周期に入ります。表情が暗くなって元気がなくなり、人と関わらないようになって、なにもしたくなくなります。

躁の波が高ければ高いほど、うつの波は低くなるので、うつの周期に変わるとドーンと落ちこみが激しくなり、苦痛感にのみこまれます。

ただ、双極性障害は１回の診断で見極めることは難しく、何回か通院して変化を見る必要があります。

躁のときもコントロールが必要

双極性障害は、うつ病や適応障害の治療とは異なり、**元気なときも薬でコントロールしなければならない病気**です。

ところが、うつの周期を抜けて躁の周期に入ると、「治ったから病院に行かなくていい」と、通院しなくなる人が大半です。その結果、深刻化していくことは言うまでもありません。

若い人の発症率が高いのですが、中高年以降でもなる場合があります。長年うつの症状しか出ておらず、中高年以降、あるいは高齢になって初めて躁の症状が出る人もいます。

過去をふり返ってみて、**一定の周期で元気でやる気がある時期と、激しく落ちこむ時期を繰り返していたら、**双極性障害の可能性も疑ってみてください。

第４章
感情がコントロールできなくなってきた！
〜戦わずにはいられない戦地〜

感情をコントロールできない〝戦わずにはいられない戦地〟にいる人たち

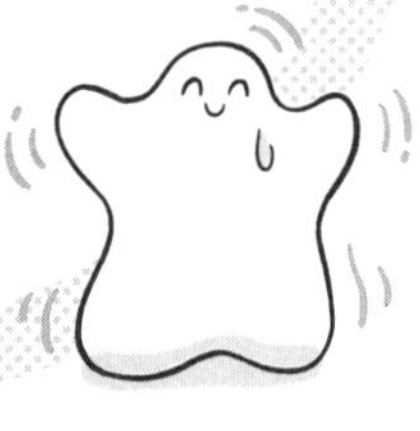

この章では、笑顔うつの4つの世界のうちの3つめ、「戦わずにはいられない戦地」にいる人たちについてお伝えしていきましょう。

次のような状態が**2週間以上**続いている場合は、笑顔うつの「感情をコントロールできないタイプ」です。

- これまで気にならなかったことが気になる
- 感情をコントロールしにくい状態が続いている
- まわりの人からから心配される

具体的には、125ページのような状態になります。

体調不良に加えて落ちこみや不安もあり、**〝まわりの人と戦わないといられなくなるような感覚〟**になります。

では、こうした状態に早く気づくために、どうすればいいのでしょうか。ポイントは3つあります。

ポイント1

小さなことに過剰反応していないか確かめる

第3章で、落ちこみや不安が強い笑顔うつの人は、「確認行動」が増えるという話をしましたが、「戦わずにはいられない戦地」にいる人も、似たような状態になります。

不安が疑いに変わって、心が健康な状態だと気にしないことをやたらと気にしたり、つい反応してしまうという状態になります。

誰かに言われたわけでもないのに、常に焦っているような、落ち着かないような感覚になっていて、つい先走った発言や行動をしているかもしれません。

たとえば、人のミスを執拗に指摘してしまったり、求められてもいないのにやたらと何かにこだわっていたり、相手の反応にイラッとして大きい声を出してし

感情をコントロールできない「笑顔うつ」になると起こること

- □イラッとして、つい大きい声で反応してしまう
- □まわりの人は落ち着いているのに、自分だけがいつも怒っている
- □まじめにやっているのに、「やりすぎている」と言われる
- □まわりから「考えすぎ」と言われて落ちこむ
- □急ぐ必要もないのに、急いでやろうとしてしまう
- □落ち着いて考えたらわかるのに、つい先走って後悔してしまう
- □ちょっとしたことで涙がこぼれる

まうなどです。
「やってしまった。次回から気をつけよう」「なにをやってるんだか」と落ち着いた自分に戻り、次から改善した行動ができているなら、まだ大丈夫です。

問題は、「わたしは悪くない」と自分の問題に気づけていなかったり、まわりの人に驚かれたり、**過剰な言動を繰り返している**場合です。

まわりから心配されているのであれば、感情をコントロールできなくなっている状態です。

ポイント2 まわりの人を信頼できているか確かめる

ポイント1とも関連しますが、ものごとを過剰にとらえるようになった結果、**まわりの人を信頼できなくなる**こともあります。

たとえば、誰かが話しているのを見ると、「自分のことを悪く言っているんじゃやないか」と思ったり、パートナーや子ども、部下の状況を細かく把握しないと気がすまなくなったりなどです。

明確な根拠や事実がなく、相手を過剰に疑っているときは注意が必要です。自分のとらえ方に自信がなければ、まわりの人に聞いてみてもいいでしょう。

また、笑顔うつになると、思考力だけではなく、集中力や判断力も落ちるため、仕事の効率が悪くなってミスをしがちになります。

すると、まわりの人を疑う気持ちがふくらみ、怒られてもいないのに、「怒っているに違いない」「迷惑だと思っているに違いない」と考えてしまうことにもなりかねません。

さらに不安がふくらむと、「自分はここにいないほうがいい」「生きていてもしかたない」と極端なことを考える人もいるでしょう。

とくに、**自責傾向がある人はそうなりやすい**と思います。

まわりの人が理解を示してくれても、ミスする自分を責めずにはいられません。「気にすることないよ」と気遣われるほど、余計に気にしてしまうのです。

わたしは、**自分を責めることも、自傷行為の一種**だと考えています。物理的に自分を傷つける行為ではありませんが、続けるうちに苦痛が増し、つくり笑いすらできなくなるほど、心に傷がついた状態になってしまいます。状態が悪化して笑顔うつの範疇《はんちゅう》を超えたとき、物理的に自分を傷つける行動に発展しかねないので、早めに対処したほうがいいでしょう。

ポイント3 対人関係のトラブルが増えていないか確かめる

逆に他責傾向のある人は、病的になるとイライラや怒りを他者にさまざまなかたちでぶつけて、**対人関係のトラブル**を起こしやすくなります。

イライラも怒りも人間にとって自然な感情です。

問題なのは、イライラや怒りを表出させてしまうことです。強い一言で相手の気分を害したり、ミスを執拗に注意したりすることもあるでしょう。

トラブルを起こしたあとで「なんであんなことをしてしまったのだろう」と自己嫌悪に陥るのもこのタイプではよくあります。

トラブルを起こしたことを深く反省し、心がじりじりと焦げ付くようで、さらに落ち着かなくなります。まわりには不機嫌な印象も与えかねません。

本人はギリギリの状態で、精いっぱいなだけなんですけどね……。

対人関係のトラブルが増えていたら、感情のコントロールがうまくできていない可能性を考えてみてください。「最近、なんか様子がおかしいよ」というまわりの心配も重要なサインです。

「健康なときの反応」と「笑顔うつのときの反応」の違い

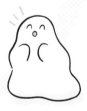

笑顔うつになると、思考力が落ちて、自分の心身の状態を冷静に判断しにくくなるだけではなく、理性の力も弱まります。

理性で抑えられていた感情を抑えにくくなり、見て見ぬふりができていたことにやけに引っかかったり、軽く聞き流せていたことにも傷ついたりします。

誰にでも喜怒哀楽があって、感情が揺さぶられることはあります。悲しい出来事に直面すれば泣きますし、誰かに侮辱されれば怒るでしょう。

女性の場合、月経前のＰＭＳや更年期障害などが原因で、情緒が不安定になることもあります。

こうした明確な理由で感情が揺さぶられても、ネガティブな感情が持続していなければ健康な状態と考えていいでしょう。

でも、**明確な理由がないのに、不意に泣きだしたり、怒りだしたり、自分でも混乱していて止められない、という状態が続く**のは病的な状態です。

感受性が豊かな人とはどう違う？

「いままで、ずっとそうしてきた」のか、それとも**「最近そうなってきた」**のかも、健康な状態と病的な状態を見分けるポイントです。

たとえば、生き物の生態や小さい子どもの話、闘病している人の話などには、感情が揺さぶられて思わず涙を流す人もいると思います。

そうしたことが日常的にある人は**感受性が強い人**で、笑顔うつではありません。感受性が強い人であれば、**こうした感情を揺さぶられたエピソードは複数ある**でしょう。

また、自分の話をしていると不意に涙を流す人がいます。

これはＨＳＰ気質の人によくある現象で、やっと本音を言うことができて**緊**

張から解放されたときにあふれる涙です。これも笑顔うつの状態とは違います。

ＨＳＰ気質の人は繊細で、刺激や変化に対して敏感です。人の気持ちを察するのも上手で、まわりの人にとても気を遣います。

「本音を言ったら、まわりの人に変だと思われるのではないか」「自分の話は共感してもらえないのではないか」と本音を自分のなかに隠してしまうのです。

ＨＳＰ気質の人は、言いたい気持ちをずっと抑えて我慢しているので、自分の意見や思いを言おうとすると、力が入りすぎて涙が出てくることがよくあります。

「突然泣いて、相手を困らせてしまって申し訳ない」と考え、さらに本音を言いにくくなっている人もいるかもしれませんが、体調不良・落ちこみや不安がなければ、純粋に気質の問題だと考えていいでしょう。

逆に、感受性の強い人が、感動的な話を見聞してもなにも感じなくなったら、心身に異変が起きている可能性があります。

また、いままで悲惨なニュースを見て泣かなかったのに、涙が出るようになった、というのも心配な状況です。

つまり、**反応がよかった人がなにも反応しなくなっても、反応が悪かった人がやたら反応するようになっても要注意**ということです。

「不安」と「妄想」の区別はできている？

また、このタイプの笑顔うつは、症状が進むと**妄想**が出る場合もあります。

妄想の根底には不安があるものですが、「訂正ができない」という状態が妄想です。

「訂正ができない」というのは、相手から自分の考えや発言について指摘されたときに、**考え直すことができない**という意味です。

たとえば、「お金がない」という悩みがある人に、預金通帳を見せて「ほらお金たくさんあるじゃない？」と伝えても、「でも、お金がないよ……」と証拠があるにもかかわらず考え直せない状態です。

妄想には、お金があるのにないと感じる貧困妄想のほかに、罪業妄想（自分がしたことが、なにかの罰なのではと考える妄想）や、心気妄想（実際にはないのに、大きな病気になったと考える妄想）などがあります。

まわりから「それは妄想じゃない？」「考えすぎだよ」と否定されたら、誰でも悲しい気持ちになるものです。本人にとっては、それは現実として〝感じている〟ことだからです。

これまで悩みを抱えながらひとりでがんばってきた人であれば、「あなたにはわかるわけないでしょ！」と怒りが芽生えることもあると思います。

でも、あまりに多くの人から、何度も自分の考えについて指摘されるときは、それは笑顔うつの症状が進んでいるサインです。事実か妄想かは一旦保留にしておいて、具合が悪くなっている可能性を考えてみましょう。

笑顔うつで妄想まで出ることは多くはありませんが、状態を悪化させないために、知識として知っておいてもらえたらと思います。

「戦わずにはいられない戦地」にいる人の悩み①

イライラが止まらない
いったん「保留」にする

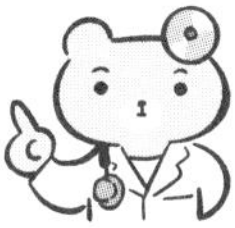

「戦わずにはいられない戦地」にいる人は、イライラする前に止めるというのは難しいと思います。なので、イライラしたときは、**ストレスの対象や場所から物理的に離れて、ひとりの時間を持つ**ことが一番です。

当たり前のことのように思うかもしれませんが、まじめな人ほど、がんばってその場で耐えようとしたり、いますぐ問題を解決しようとしがちです。

でも、イライラしていると正常な判断ができませんし、さらによくないことをしてしまう可能性があります。少し時間をおくだけで、問題が少しずつ解決していくこともあります。

イライラするときは「**いったん保留にする**」という判断で、うまく乗り切りましょう。**落ち着いてから、ゆっくり考えればいい**のです。

たとえば、家族の言動にイラ立ったら、いったん家を出て散歩や買い物をしにいく。午前中職場でイヤなことがあったら、午後はカフェやコワーキングスペース（さまざまな年齢、職種、所属の人が場所を共有して仕事をする場所）で働くなど、試してみるといいでしょう。

やることがいっぱいでイライラしてしまうときは、ほかに頼れる人がいるのであれば、一部でもその人に任せるのもいいですね。

また、感情をコントロールするよりも、左のページや、67、71、74ページのような方法で**生活の質を上げる**のもいい方法です。

心のゆとりをつくるために生活の質を上げよう

- **家事代行サービスmerry maids**
  家事全般、整理・産前産後の家事・掃除を代行してくれるサービス。

- **リネット**
  自宅にいたままクリーニングに出せるサービス。宅配手配はネットやアプリでできる。

- **コワーキングスペース検索**
  東京・大阪主要エリアのほか、全国各地・海外にあるコワーキングスペースを紹介しているサイト。

- **SHARE LOUNGE**
  ラウンジのような空間とオフィスの機能性を兼ね備えたスペース。ソフトドリンクだけでなく、アルコール飲み放題、食べ物が食べ放題のサービスがある（料金・サービスは店舗により異なる）。

さまざまなサービスやツールを利用し、自分のための時間と心のゆとりをつくりましょう。

また、**定期的に体を動かす習慣を持つ**のも、イライラをためない方法の1つです。軽い運動でOKです。

わたしも、家の近所をジョギングすることを習慣にしています。

体を動かすのが苦手な人は、**瞑想、料理、掃除、読書や絵を描くこと**もいいですね。**無心になれる作業は気持ちを落ち着かせてくれます。**

ただし、いくら好きなことでも、飲酒やギャンブルはおすすめしません。飲酒によって思考力が落ちると、感情のコントロールがよりきかなくなりますし、ギャンブルによる興奮はイライラを増幅させるからです。

自分にとっての「心地のいい空間」「心地のいい作業」を日頃から探して、試してみてください。

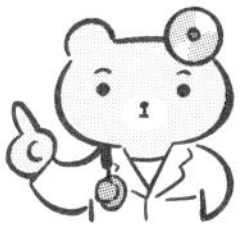

「戦わずにはいられない戦地」にいる人の悩み②

ひとりになると涙があふれてくる
思いっきり泣いていい

「戦わずにはいられない戦地」にいる人は、ふとひとりになったとき、悲しくもないのに急に涙があふれてくるときがあります。誰にも「しんどい」と言えずに、がんばっているからですね。

こんなときは、泣くのを我慢する必要はありません。**涙があふれても、ムリに止めようとしないで大丈夫です。**

泣いているときは感情が揺さぶられて苦しさがこみ上げると思いますが、思いっきり泣いたあとは、すっきりとした気分になれると思います。

泣くことには、ストレス下にある脳を一時的にリセットする効果があるからです（※４）。

涙腺は、副交感神経の制御を受けるため、泣くと副交感神経の活動が活発になります。副交感神経が優位になると、リラックスした状態になります。

その効果は号泣するほうが大きくなり、心理的な混乱の低下・消失をもたらします。

「まわりの人と比べるクセ」がでてきたら

「戦わずにはいられない戦地」にいる人は、**無意識に他人と比べるクセがある人**もいます。幸せそうな人と自分を比べて、「なにやってるんだろう」という思いから、心がポキッと折れて、涙が止まらなくなることもあるでしょう。

そんなときは、その状態を否定も肯定もせず、**「いま、まわりのことを気にしてる」「まわりと比べてるなぁ」と自分の状態を認識**してみてください。

これは、ストレスで凝り固まった考えや行動を自分でやわらかくする認知行動療法的なアプローチです。**自分がしていることを認識し、少しずつ感情の暴走を自制する力をつけていきます。**

ただし、これはやった次の日からすぐ思考が変わるというものではなく、繰り返すことで、思考のクセを少しずつ矯正していくものです。

「また、自己否定してしまった」という思いがでてきたら、否定も肯定もせずに**「自己否定してるなぁ」**と認識してください。

なんでもすぐ解決できる魔法の特効薬はありません。

少しずつ、焦らずやっていきましょう。回数を重ねれば、自然と自己否定することもなくなります。

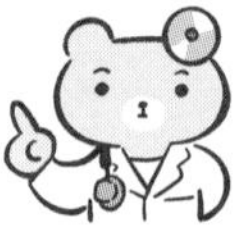

「戦わずにはいられない戦地」にいる人の悩み③

なにかをしていないといられない

「焦っている瞬間」を自覚する

理由はないのになぜか気持ちが休まらない、なにかしていないといられない、という焦燥感があるのも、この「戦わずにはいられない戦地」にいる人の特徴です。自分が急いでいることに気づいていない人も多いでしょう。

たとえば、仕事や家事で時間の余裕があるのに、ついつい効率重視になって2つ以上のことを同時にこなそうとしてしまう。やたらと速く字を書いて汚い字になってしまう。急ぎでもないのにメールにすぐ返信してしまう。

あなたにも、なにかに追い立てられているように、すばやくやろうとしている瞬間がないでしょうか。

まずは**日常のなかで「自分が焦っている瞬間」を認知してみましょう。**改善のスタートは認知することからです。

焦っている状態に気づいたら**「わたしいま、焦ってるな」と認知し、ペースダウンする**ことを心がけてください。

自分自身に**「急ぐ必要ある？」「急ぐ必要はないんだから、ゆっくりやろう」**と声をかけると、ペースダウンしやすくなると思います。

コーヒーやお茶を淹れて、一息ついてリラックスしましょう。焦燥感を抱えたまま行動するより集中しやすくなって、ミスやトラブルも減るはずです。

感情の暴走を止めるワーク

この章の最後に紹介するのは、**ひとり反省会ジャーナリング**です。

ジャーナリングとは、**考えていることや思っていること、感じていることを書き出して、自分の気持ちを整理する**方法です。語源は英語の「journal」で、日記や日誌という意味があります。

ジャーナリングがストレスやうつ病の症状を軽減して、心身の健康にいい影響を与えることを実証した論文があります（※5）。免疫機能を向上させることも示されています。

このワークは、**自分の感情が不安定になる理由**を見つけて、感情の不安定さを落ち着けることが狙いです。

お気に入りの文房具を使って、ノートにゆっくり手書きするのでもいいですし、アプリを使ってもOKです。自分がいい気持ちになれる方法でやってみてください（149ページのツールも参考にしてみてください）。

やり方

❶書く時間を決める

毎日同じ時間に5～15分程度の時間をつくりましょう。短い時間でかまいません。夜のリラックスタイムや寝る前など、継続しやすい時間帯を選んでください。

❷無心に書く

その日あった出来事を思い出して、それに対して思うことや感じることを書いたり、頭のなかに浮かんだ考えなどを書き留めましょう。特定のトピックに焦点を当てなくてかまいません。

人に見せるものではないので、文法や誤字脱字は気にせず、自分の言葉で自由に書いてください。文章にせず「疲れた」「しんどい」など、単語をたくさん書くだけでもOKです。

❸ 書き終わったら振り返る

書き終わったら、書いた内容を見直してみましょう。見直すことで、自分自身をより深く理解できます。

過去に書いたものと比べて、自分の成長や変化を確認してもOKですが、心のゆとりがないときは、しなくてかまいません。

ジャーナリングは継続が大切です。毎日続けることで、**少しずつ頭のなかが整理され、心が整ってくる感覚を得られます**。自分と向き合う時間を持つことで、自分を大切にする気持ちも育めるでしょう。

お気に入りのツールで
ジャーナリングを習慣化しよう

BREATH DIARY（いろは出版）

毎日気軽に書ける366ページの小さい日記帳。ベージュ、パープルなど、やさしい色味が魅力。

Awarefy

認知行動療法にもとづくセルフケアアプリ。感情記録で心の波を見える化できる。

muute

思考と感情を分析して、フィードバックをくれるアプリ。

みんチャレ

習慣を身につけたい人が5人でチームを組み、チャットで励まし合いながら続けるアプリ。

継続する技術

毎日1つの行動を習慣化するアプリ。画面を1回タップするだけで記録できる。

第5章
思い通りに
動けなくなってきた！
～心と体が離れていく街～

思い通りに動けない
〝心と体が離れていく街〟
にいる人たち

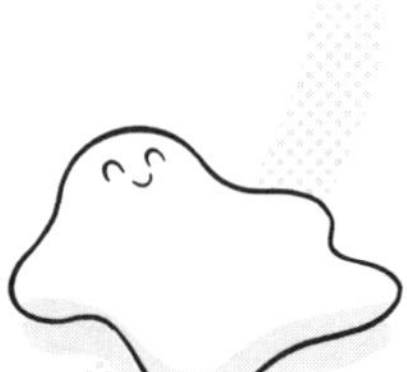

ここでは、笑顔うつの4つの世界のうちの4つめ、「心と体が離れていく街」にいる人たちについてお伝えしていきましょう。

次のような状態が**2週間以上**続いている場合は、笑顔うつの「思い通りに動けなくなるタイプ」です。

- 原因不明の体調不良があって、不安や落ちこみも続いている
- 得意なこと・好きなことができなくなっている
- 仕事や家事に手がつかない状態が続いている

具体的には、155ページのような状態になります。

体調不良・落ちこみや不安もあり、**〝体と心が離れてしまっているような感覚〟**になります。

では、こうした状態に早く気づくために、どうすればいいでしょうか。ポイントは3つあります。

ポイント1

「朝」に体が動きにくくなっていないか確かめる

このタイプの笑顔うつの人は、第2章の体調不良が目立つ笑顔うつの状態（53ページ）がさらに悪化し、体の重さを長期間感じている人が多いです。

特につらく感じるのは、**朝起きてから午前中**の場合が多く、**「体が鉛のように重い」**という人もいます。

これは、朝は頭がよく働いておらず、理性よりも本能が働き、「つらいものはつらい」と感じやすいからだと思います。

内因性のうつ病患者さんの多くは、午前中がつらいと言います。

午後からは、ラクになることが多いようです。午後になるとラクに感じるのは、理性が働くようになって、理性の力でつらさを抑えられるからでしょう。

思い通りに動けなくなる「笑顔うつ」になると起こること

- □料理をつくりたいけれど、仕事が終わって家に帰るとなにもできない
- □部屋を片づけたいけれど、片づけがほとんど進まない
- □お風呂に入るまでに時間がかかる
- □何を食べたいのかわからなくなる
- □忘れ物、ミスが増えている
- □休日は午後まで寝ていることが増えた
- □服のコーディネートを考えるのがしんどい
- □メイクがだんだん雑になっている

ただし、体の重さを感じる時間帯は人それぞれなので、何時であっても少しでも体の重さを感じ、動けないようになるのであれば、笑顔うつのサインだと思ってください。

ポイント2 「簡単にできたこと」ができなくなっていないか確かめる

得意なことや好きなことは、本人にとってエネルギーを使わないので、本来はそれなりにできるものです。

ところが、やろうとする気持ちはあるけれど、いざやろうとしたら体の奥が重くなる。会社や学校に行きたいと思うのに、ゆっくりとしか動けない。子どもにもいろいろしてあげたいと思うのに、できないことが増えている。

こんなふうに、**気持ちと体が一致しないストレス**を抱えるのが、このタイプの特徴です。

さらに思考力の低下も進むと、得意なことや趣味なのにやり方を忘れてしまう、ということも起きます。仕事や家事ではよく起きます。

今まで5分、10分でできたことが1時間ぐらいかかるなど、**なにをするにも時間がかかるようになります。**

このタイプの人は「もどかしくてつらい」「なにもできなくて、無力感にさいなまれる」と口を揃えます。「なんとかがんばればできる」という段階からさらに状態が悪化して、社会生活に支障が出始めている段階です。

ポイント3 自分を責め続けて孤立していないか確かめる

このタイプの笑顔うつは、思考力や集中力がかなり落ち、仕事をこなすスピードが遅くなっていたり、家の片づけができなくなったりして、「やるべきこと」がどんどん山積みになっている状態だと思います。

そうしたことが重なれば、**自信も失っていきます**。

まわりから「もっとがんばって」と言われると、「なんでこんなこともできないんだろう」「自分のせいだ」と、ついつい自分にダメ出しをして、さらにひとりでムリをしてしまいがちです。

そうなると、さらに思い通りに動けなくなっていきます。

心配してくれる人から「大丈夫?」「休んだほうがいいよ」と声をかけられても、本人はやる気の問題だと思いこんでいるため、まわりの助言を素直に受け取れません。

なかには、病人のようにあつかわれたことにショックを受けたり、自分を責め続けたりしてしまう人もいるでしょう。

その結果、**まわりの人と距離を置いて、孤立していく**こともあります。

この段階になると、笑顔をつくる余裕はほとんどないかもしれません。

重症寄りの中等症のうつ病・適応障害になり、人によっては入院が必要になる場合もあります。笑顔うつのなかでは、もっとも重症です。

この「思い通りに動けなくなる笑顔うつ」が怖いのは、**本人がつらさを感じているにもかかわらず、それが自信をなくす要因となっているため、自分を責め続けて悪化しやすいこと**です。

でも、できないのは病気のせいで、自分のせいではありません。そのことを忘れないでほしいと思います。

エネルギーがたまるまでは、簡単なこともできなくなるのは仕方がないことです。忙しい毎日でたくさんのタスクをこなすには、体力と思考力、決断力も必要です。健康な状態でもなかなか大変です。

再びエネルギーがたまれば難なくできる状態に戻るので、「おかしいな？」と思ったら、自分を大切にする方法を考えていきましょう。

「健康なのにできないとき」と「笑顔うつでできないとき」の違い

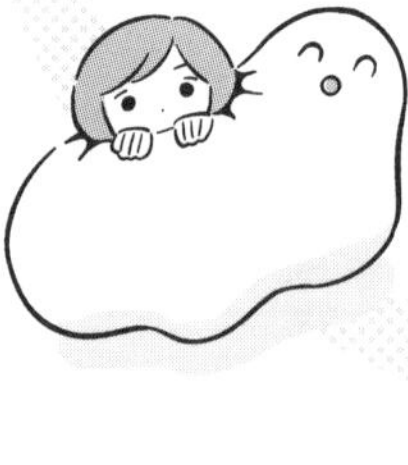

誰でも職場や家庭、学校で「思うようにできない」という経験はあると思います。でも、このときに

- スキルがあるのにできない
- 時間があるのにできない
- 環境が整っているのにできない

という状態であれば、笑顔うつを疑ってもいいでしょう。

「できない」という結果にも、さまざまな原因があります。結果は同じでも、健康なのにスキル不足や時間、環境の不備でできないことと、「病気でできないこと」では、大きく違います。

「スキル不足でできない」のは、経験が浅いことや苦手なことに対して、自分に十分なスキルが身についていないことから起こります。これは本人の能力の問題の場合もありますし、職場や学校であれば環境や上司・部下、教育者の問題の場

合もあります。

また、「時間がなくてできない」のは、やるべきことが増えているのに、ひとりでこなさなければならない状況で起こります。精神的・肉体的にも負荷がかかり、できなくなります。配偶者や上司・部下に協力を求めれば状況を改善できます。

一方、「病気でできない」のは、数えきれないほどやってきたことで、十分なスキルや時間、環境もあるにもかかわらず、心身がついてこなくなって起こります。

もっとも、スキルがあっても、時間不足でストレスを抱えてできなくなる場合もありますし、スキル不足からトラブルが続いてストレスを抱えてできなくなることもあります。

大切なのは、**「できない原因は、1つではないかもしれない」**と疑うことです。原因を1つひとつ解決していくと、心と体の余裕を取り戻し、自分を責め続けて動けない状態から脱することができます。

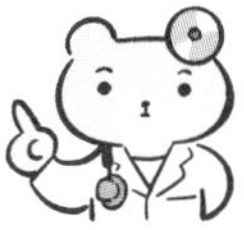

「心と体が離れていく街」にいる人の悩み①

ひとりになると、なにもやる気になれない
「やるべきこと」を半分以下に減らす

ひとりになるとなにもやる気にならないというのは、「心と体が離れていく街」にいる人にはよくあります。

これはエネルギー切れの状態なので、ムリにやる気を出す必要はありません。

健康なときの自分のエネルギーレベルが10だとしたら、心と体が離れていく街にいるときは5以下になっています。

こんなときは、**やることも5以下にしないといけません。**

左のように、たとえばやるべきことが10個あるとしたら、優先順位をつけて、**上位5個だけをやる**ようにしましょう。

自分なりに「これはやらなくてもギリギリ大丈夫」「ここはしばらく手を抜けそう」ということを見つけて、**やることの数を減らす**といいと思います。

具合が悪いときは3個でもできたら十分。その分、調子がいいときは1個多くやってください。

きちんとしたい人にとっては、手抜きをするのはイヤかもしれませんが、具合が悪いときは妥協が必要です。ペースダウンしている自分を許してあげましょう。

やる気はムリに出すものではなく、自然に湧いてくるもの。**湧いてくるのを待つ**のが正しい戦略です。

毎日の「やるべきこと」を調整しよう

①1日のやるべきことを10個に分けてみよう

- 朝ごはんをつくる
- お弁当をつくる
- 職場に行く
- 仕事をする
- 食材を買う
- 夕食をつくる
- 洗濯をする
- アイロンがけをする
- お風呂に入る
- 部屋を片づける

② やることを5個以下に限定しよう
（しんどいときは3個以下にする）

- 朝ごはんをつくる
- 職場に行く
- 仕事をする
- お風呂に入る
- 洗濯をする

さらにラクにする方法も考えてみよう▶167ページ

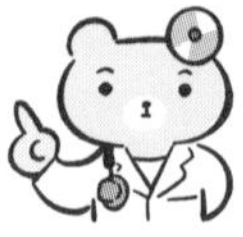

「心と体が離れていく街」にいる人の悩み②

やるべきことを、速く、たくさんこなせない

ゆっくりでも動けるワザを使う

心と体が離れていると、思考力が落ち、なにをするにも時間かかります。

とはいえ、時間を多めに見積もって行動するのも、またストレスですよね。

こんなときは、すべてを完璧にこなそうとするのではなく、左ページのようにペースを落として、**ゆっくりでも「なにかできている」状態を目指す**ほうがいいでしょう（ただし、この状態であればムリはせず、必ず病院へ行ってくださいね）。

73ページ、139ページのような、生活の質を上げるワザもどんどん使ってください。

やらないこと・手の抜き方を考えよう

- 職場に行く➡**在宅勤務の日を増やす**
- 仕事をする➡**重要なことを3つだけやる**
- お風呂に入る
➡**シャワーにする、オールインワンシャンプーを使う**
- 洗濯をする➡**3日に1回に減らす**
- 朝ごはんをつくる➡**朝はパン食にする**
- お弁当をつくる➡**昼は外食にする**
- 食材を買う➡**ネットスーパーでまとめて買う**
- 夕食をつくる
➡**パックご飯を大量に買って、おかずだけつくる**
- アイロンがけをする
➡**クリーニングにまとめて出す、かけなくていい服を買う**
- 部屋を片づける➡**ペットボトルだけ捨てる**

「仕事はがんばっているんだから、
部屋は散らかっていてもいい」
「洗濯はしているんだから、自炊しなくてもいい」
と1つでも自分に○をつけよう!

家事であれば、食洗機を使って時間のゆとりをつくり、やりたかったことを少しだけやってみる。時短アイテムを使ってイヤな作業をやめて、好きなことだけに集中してみるなど、回復するまでの間は、頼れるものには頼って余裕をつくってください。

仕事であれば、**働き方の変更、プロセスの自動化、人に任せる**などをして、「自分が集中して作業ができる状態」をつくりましょう。

また、通勤ラッシュを避けて遅めの出勤にするだけでもストレスが減ります。週の半分でも、在宅勤務や軽減勤務に変更できれば、負担はだいぶ減ると思います。

いつもやっていたことだけれど、「これがなかったらラクなのに……」ということはありませんか？　思いきって別のやり方に変えてみてください。

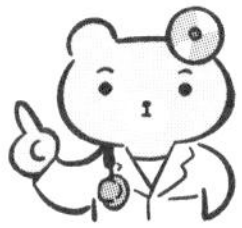

「心と体が離れていく街」にいる人の悩み③

同じことしかできない自分に自己嫌悪

「やりたいこと」であれば続けていい

「心と体が離れていく街」にいる人たちは、同じことを繰り返していて、停滞している自分を自己嫌悪していることもあります。

同じことを繰り返してしまうときは、あなたが疲れているときです。心身が疲れているときは、思考力や判断力が落ちています。しかし、新しいことをするのは思考力も判断力も使います。脳は同じ行動を繰り返して、負担がかからないようにしているのです。

ただ、あなたが「やりたい」と思ってしていることであれば、繰り返していて

も問題はありません。

繰り返したくなる行動は、「繰り返したくなるほど好きなこと」と考えることができます（少なくとも、嫌いなことや苦手なことではないでしょう）。つまり、それをすることで、心身を落ち着かせていると考えられるのです。

苦手なことは「パターン化」するとラクになる

あえて、**ストレスになることはパターン化して考えなくていい状態をつくる**ことで心身の疲労を軽くすることもできます。

たとえば、**夕食の一品は毎日同じものをつくったり、服のコーディネートもパターン化する、報告メールはテンプレートをつくっておく**などです。毎日新しいことを考える必要がないのは、じつは相当ラクなのです。

Appleの創業者である故スティーブ・ジョブズや、Meta（元Faceb

ｏｏｋ）創設者のマーク・ザッカーバーグも、いつも同じような服装を選ぶといわれます。彼らは、日常的な小さな決断の数を減らして、ビジネスの重要な決断に費やすためにエネルギーを節約しているのでしょう。

ちなみに、わたしは疲れがたまっているときは、家でゴロゴロしながらアクション映画を観ます。単純なストーリーは頭を使わずに楽しめて、気分転換になるからです。疲れているときは、難解なストーリーの映画は絶対見られません。

新しいことにチャレンジできるときは必ずきます。しんどいときは、ムリは禁物です。

ただし、繰り返しやっていることが、あなたが「やりたくないのにやってしまう」こと、健康を害すること、命にかかわるようなことであれば、少しずつやめられるようにしていきましょう。

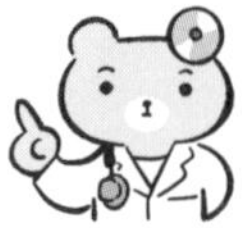

「心と体が離れていく街」にいる人の悩み④

たまった「やるべきこと」が多くて忘れてしまう

「タスク管理アプリ」を使う

こんなときは、まずまわりの人に相談して、仕事の進め方や家事の負担を減らしてもらってください。

そのうえで、左のような**アプリやデバイスでの管理**をおすすめします。わたしもタスク管理のためにリマインダーを愛用していて、かなり助けられています。

リスト化するのは手間ですが、やるべきことを1つずつこなすための第一歩です。1つずつこなすことができれば、小さな達成感を味わえて自信にもつながります。

おすすめのタスク管理・メモアプリ

TickTick

タスク管理アプリ。カレンダー機能もあり、PC・スマホのどちらからもアクセスできる。

Google Keep

テキスト・画像・音声で記録できるメモアプリ。PC・スマホのどちらからもアクセスできる。

Notion

タスク管理、メモ、データベースなど、多数の機能を1つにしたアプリ。PC・スマホのどちらからもアクセスできる。日本語にも対応している。

TimeTree

家族やカップル、複数の人数で予定・メモを共有できるアプリ。

同じ日にやるべきことがたくさんある場合は、**得意なことややりたいこと**からやっていきましょう。

よく、テストでも解けるところからやるといい、といいますよね。解けない問題で引っかかっていると、テスト時間が終わってしまうからです。意外と、解ける問題をこなしたあとに解けなかった問題に戻ると、解き方をひらめきます。それは、解ける問題から始めたことで、頭がうまく回転し、〝ノッてきた〟証拠。同じようなことは、仕事や家庭でも起こります。

大切なのは余力をつくって長く続けること

まじめな人や責任感が強い人、完璧主義の人は100の力があったら、やることも100の力でこなさないと、怠けているように感じるかもしれません。

でも、目の前のことに100%の力を出すより、60~70%までにしたほうが、残りの30～40％の余力を不測の事態にあてることができます。

仕事ができる上司や先輩をちょっと観察してみてください。

よく見ると、**すべての仕事に全力投球していないことがわかると思います。**

仕事ができる人は、これだけは外せない、勝負したい、というものは100％の力でやって、それ以外のことはアシスタントに任せるなどして、うまく手を抜いて続けているものです。そのさじ加減をぜひ真似してください。

ただ、心身の不調が回復するまでの間は、やるべきことを1日1つできたら自分をほめてほしいと思います。

高熱が出ているときや骨折しているときなどは、なにもしないですごすものですよね。笑顔うつのときも同じように考えてほしいのです。**1つでもできたらすごいこと**なのです。

離れてしまった心と体を近づけるワーク

「心と体が離れていく街」にいるみなさんにおすすめなのは、**「マインドフルネス瞑想」**です。

マインドフルネスとは、心を「今」に向けた状態のことを指します。

近年、瞑想は集中力を高めて仕事のパフォーマンスを上げる方法として広まっていますが、不安を軽減して、うつ病の症状の改善に効果があることも明らかになっています（※6）。

わたしたちは今にしか生きられないのに、意識は今に向いていないことが多々あります。過去や未来に気を取られ、「あのときは＊＊していればよかった」「この先＊＊が起きたらどうしよう」などと考えがちです。

そんな遠くに離れた心と今の自分の体を、瞑想でもとに戻していきます。

やり方

❶座る、もしくは横になって目を閉じる

背もたれのあるイスに座るか、横になって目を閉じてください。どちらの姿勢の場合も背筋を伸ばし、呼吸がラクにできるようにします。

❷呼吸に意識を向ける

息を鼻から吸って、鼻から吐くことに意識を向けます。吸うよりも吐く時間を少し長くしてください。呼吸を観察しながら、呼吸のリズムや空気が体の中に出たり入ったりする感覚に注意を向けます。

❸注意が散漫になったら、呼吸のリズムを感じ直す

ふと気づくと注意がそれて、ほかのことを考えてしまいがちです。いろんな感情が浮かぶこともありますが、それらにいいも悪いもないのでジャッジはせずに、ただ観察して受け入れます。そして、呼吸のリズムを感じ直しましょう。気づく

とまた、呼吸に注意を戻せます。

❹体の感覚にも意識を向ける

呼吸を繰り返しながら、体の感覚にも意識を向けてみましょう。足の裏や手のひらは冷えていないか、肩や首の凝り具合はどうか、奥歯に力が入って食いしばっていないかなど、各部位のその日の状態を感じとってください。

❺思考や感情を観察しながら5分間続ける

瞑想は5分程度でも効果があります。回数を重ねるごとに、ムリなく長くできるようになるので、習慣化しやすいタイミングで続けてみてください。

179ページで紹介している瞑想のアプリを使ってみるのもいいでしょう。自分のやりやすい方法でやってみてください。

おすすめの瞑想アプリ

Coral

日常のあらゆるシーンに合わせた「ととのえる体験」が用意されている瞑想アプリ。

寝たまんまヨガ®簡単瞑想

寝たままできるヨガ・瞑想アプリ。

Meditopia

マインドフルネス瞑想の習慣化をサポートしてくれるアプリ。

Onsen*

お風呂で瞑想をしている気分が楽しめる医師監修の入浴アプリ。悩みに応じた入浴法を、ボイスやタイマー、癒しの音で提案してくれる。

もしかしたら……

認知症の可能性も

うつ病になると思考力が低下し、物忘れが増えたり、うっかりミスが増えたり、動作がゆっくりになったりしますが、**認知症と見分けづらい場合があります。**

このうつ病なのか認知症なのかわかりにくい状態は「**うつ病性仮性認知症**」といわれ、同居する家族をはじめ医師でも判別が難しいです。

認知症の前段階では、高確率でうつ病の症状が出ることもあり、簡単には見分けられません。とくに、高齢者のうつ症状は非常に区別がつきにくいです。

認知症には、アルツハイマー型認知症、血管性認知症、レビー小体型認知症など、いくつか種類がありますが、共通するのは、脳細胞の脆弱化による脳内神経伝達物質の分泌の乱れから、認知機能（理解力や記憶力、注意力などにかかわる能力）の低下が見られることです。

認知機能が低下すると、物忘れが増えたり、作業に時間がかかったり、怒りっぽくなったりします。これは、うつ病によって起こるトラブルと似ています。

うつ病も、発症する根本原因は不明ですが、脳内神経伝達物質の分泌が乱れることによって起こります。原因が明らかか不明かの違いで、認知症の場合と脳内で起きていることは同じです。

うつ病は症状が悪化するスピードが速い

うつ病と認知症は検査をしなければ見分けるのは難しいのですが、**症状が進行するスピード**の違いは見分けるめやすになります。

うつ病が**1～2カ月という月単位で進行する**のに対し、認知症は**半年～年単位でゆるやかに進行します。**

高齢になると体力も体の機能も落ちるため、歩行や身支度などに時間がかかり、できないことも増えていきます。誰かに失敗を指摘されて、自信をなくしていることもあります。

落ちこみや不安が強い、夜眠れない、食欲がない、趣味も楽しめない、といった状態は、うつ病の可能性もあれば認知症の可能性もあり得ます。

実際に、うつ病か認知症かわかりにくい高齢の患者さんがいました。80代のひとり暮らしの女性で、足腰はしっかりしていて身動きもすばやく、会話のやりとりもしっかりされていました。

ところが、「家でひとりでいると、不安で仕方がない」という大きな不安を抱えておられました。

最初は通院で治療をしていたのですが、ご家族から「入院をさせてもらえないか？」という相談がありました。物忘れや火の消し忘れがあり、生活がどうにもならなくなっているというのです。

結局入院してもらったのですが、入院すると症状が落ち着いてきて、不安を口にしなくなりました。病院にいればスタッフがいて身の回りのことをしてくれるので、なにかあれば医師に診てもらえるという安心感があるのでしょう。

この方は家族から認知症を疑われたのですが、ＭＲＩなどの精密検査では脳の萎縮は認められず、抗うつ薬の治療を続けるうちにすっかり良くなられました。この方の場合は、認知症ではなく、うつ病だったというわけです。

認知症は高齢者がなるイメージがありますが、65歳未満の18〜64歳で発症する「**若年性認知症**」の人も全国で3・78万人近くいるといわれます（※7）。「おかしいな？」と思ったら、きちんと調べて原因を明らかにすることが大切です。

第6章
エネルギーをためて「うつうつ島」から抜け出そう！

脱出法
1

「もしかして？」と疑う

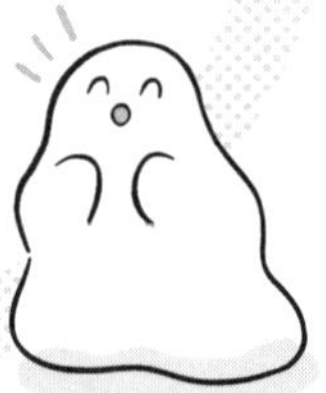

笑顔うつは、自分の不調に気づけなくなる病、「しんどい」と言えなくなる病です。知らないあいだに〝笑顔の仮面〟をつけた世界に迷いこみ、身動きがとれなくなっていきます。

この世界から抜け出すため、そして再び迷いこまないためには、日頃から**自分の心や体をよく観察すること**や、**まわりの世界をよく知ること**が欠かせません。最後の章では、心身の不調に早く気づいてケアする方法、そして笑顔うつを根本的に解決する方法を紹介しましょう。

まず、笑顔うつから抜け出す第一歩は、**心身の不調を受け入れること**です。笑顔うつになる人には、調子の悪さが慢性化していて自覚できない人と、調子の悪さを自覚しているけれど認めたくない人がいます。

どんな病気にもいえることですが、心身の調子の悪さを早い段階で受け入れられる人ほど、病気の早期発見と改善につながります。

病院に来る人でも「自分は病気だ」と認識している人は、治療成果が出やすくなります。このような人を「**病識がある**」人といいます。

病識とは「自分は病気である」とはっきり認識できている状態です。病識がある人は治療に前向きで、「治そう」という意志がはたらきます。

病識がない人の治療は難しく、治療の途中で脱落することもあります。調子が悪いのに「大丈夫です！　がんばります！」と言ってムリしてしまう人ほど、発見が遅れて重症化しやすい傾向があります。

また、病識と似ている感覚に「病感」があります。

病感とは、「はっきりと病気であるとは認識していないけれど、もしかしたら病気かもしれない」と**病気の可能性を感じている状態**です。この本を読んでいる人は、病感がある状態ですね。

この病感があるだけでも、病気の発見と治療にプラスにはたらきます。

これまでできていたことができなくなっていて苦痛感があるなら、せめて**「もしかして？」と疑ってほしい**、というのがわれわれ医療者の願いです。

どんな悩みでも不調を感じたら相談していい

病気かもしれない？　と思っても、精神科や心療内科には行きづらい、というのも笑顔うつの人にはよくある悩みです。

では、不調を感じて精神科や心療内科を訪れる人は、実際にどんな話をしているのでしょうか。

患者さんの主訴（一番悩んでいることや一番訴えたいこと）で多いのは、

● 職場の上司や家族、パートナーとの人間関係

- 仕事が合わない・仕事量が多くてしんどいなどの仕事関係
- 不眠や食欲不振、体が重くてなにもする気になれないなどの体調関係
- まわりに相談できる人がいない、相談したけど理解してもらえないという無理解に関する悩み

などです。

内容は十人十色で、なかには上司や友だちだけでなく、家族にすら言えない悩みを話してくれる人もいます。

自分にとっては些細なことでも、医師からすると「それはたいへんだったね」「もっと早く話してくれればよかったのに」というケースもたくさんあります。

しんどいときは「もしかして病気かな？」という意識を持ちつつ、早めに悩みを相談するようにしましょう。

第6章
エネルギーをためて「うつうつ島」から抜け出そう！

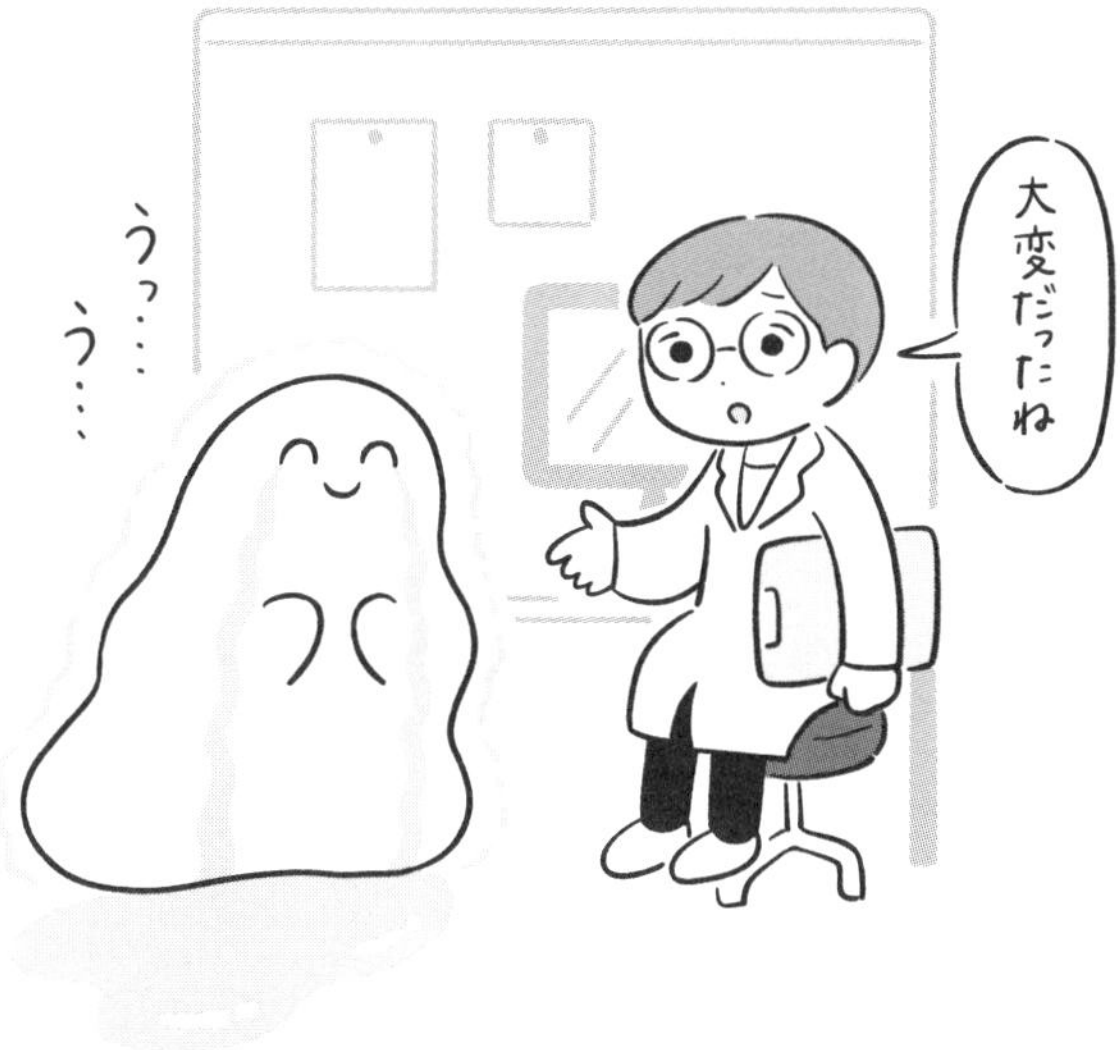

脱出法 2

自分の「エネルギー」のたまり方を知る

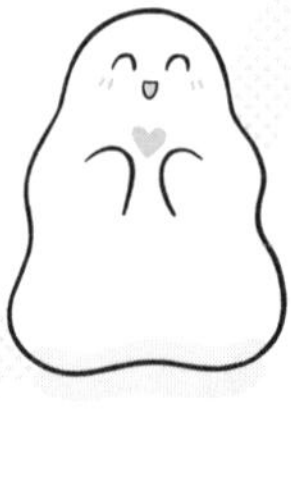

わたしはよく、うつ病を「**コップから水があふれる瞬間**」にたとえます。コップにポタポタとたまっていく水一滴一滴は、日々のストレスや疲労。一滴ずつの影響力は小さいものです。

ところが、少しずつ水位が上がって満杯になると、表面張力を起こして水面が揺れ、しばらくするとジャーッとあふれ出します。

大切な人やペットの死などの大きな出来事がなくても、少しずつたまったストレスと疲労で心身に不調をきたすことがある、というわけです。

コップには、「**イライラのコップ**」「**ドキドキのコップ**」など、ネガティブなエネルギーがたまるコップもあれば、ポジティブなエネルギーがたまる「**ニコニコのコップ**」もあります。大きさも人それぞれです。

大きなコップではないからといって、ショックを受ける必要はありません。

大切なのは、日常から、**自分のコップの大きさ、いまのコップにたまっている**

水の量（**エネルギー**）**をイメージすること**です。大きさや入っている水の量を知らなければ、自分で調節ができず、いつか水があふれてしまうからです。

「イライラのコップ」の大きさを確かめよう

誰でも、自分が思うほど自分自身を理解できていません。

そこで、日頃から**自分の感情がゆれる瞬間をとらえる練習**をしてみましょう。

感情が大きくゆれるのは、**ストレスを感じるとき**と**喜びを感じるとき**です。

日常で**イライラする瞬間**は、自分にとってストレスとなります。ストレスを感じる場面が多ければ多いほど、コップに**ネガティブなエネルギー**（**水**）がたまっていきます。

195ページに、誰もがイライラしがちなシチュエーションをいくつか挙げました。あなたが、なにに、どれくらいイラッとするのかをチェックしてみま

「イライラのコップ」の大きさを知ろう

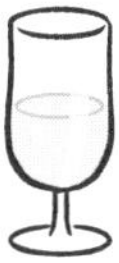

次の場面で、イライラ度は何％ですか？　数値が高いものが多ければ、あなたのイライラのコップは「小さめ」、数値が低いものが多ければ「大きめ」です。

100％は「相手に反発したり、誰かに怒りをぶつけたくなる」ような状態、0％は「気にせず流せる、次の日に影響しない」ような状態とする。

場面	イライラ度
眠いとき、眠いのに眠れないとき	[　　　] %
満員電車で、すし詰めになっているとき	[　　　] %
苦手な人と長時間話さなければいけないとき	[　　　] %
夫婦ゲンカや親子ゲンカをして、家庭のムードが険悪なとき	[　　　] %
友だちや先輩のグチ・自慢話を聞かされているとき	[　　　] %
部下・同僚のミスのフォローをさせられたとき	[　　　] %

しょう。あなたの「イライラのコップ」の大きさはどれくらいでしょうか？

「ドキドキのコップ」の大きさを確かめよう

イライラする瞬間のほかに、**緊張したり、とまどったりする瞬間**もストレスになります。

とまどうときは、自分自身の想定を超えた瞬間や苦手なことへの対処だったりしますね。これもネガティブなエネルギー（水）をためる要因になります。

197ページに、誰もがとまどいがちなシチュエーションをいくつか挙げました。あなたが何にとまどいがちなのかを、チェックしてみましょう。

もしかしたら、思いもよらなかった苦手な瞬間があきらかになるかもしれません。あなたの「ドキドキのコップ」はどれくらいの大きさでしょうか？

「ドキドキのコップ」の大きさを知ろう

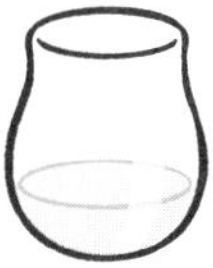

次の場面で、AとBのどちらに当てはまりますか？　Aが多ければ、あなたのドキドキのコップは「大きめ」、Bが多ければ「小さめ」です。

場　面	ドキドキ度			
仕事も家事も、やることが多いと	A	やる気が出る	B	プレッシャーに感じる
意見を求められると	A	すんなり言える	B	ためらう
「好きにしていいよ」と言われると	A	うれしくなる	B	とまどう
ミスをしたときは	A	すぐ気持ちを切り替えられる	B	イヤな気持ちを引きずる
人に頼み事をするとき	A	「助かった」「ありがたい」と思う	B	迷惑をかけて申し訳ないなと思う
場の空気を読むのが、	A	得意なほう	B	得意ではないほう
トラブルが起きたとき、	A	自分以外の要因（相手のミス・環境の問題など）のせいだと考えて動揺しない	B	「自分が何かしたのかも？」と考えてドキドキする
微熱や軽い頭痛、腹痛があるとき	A	薬を飲まずにいつも通り動ける	B	薬を飲んで良くなるまで休みたいと思う

「ニコニコのコップ」の大きさを確かめよう

ここでは、あなたの**いまの生活・人生の満足度**である「ニコニコのコップ」の大きさを確かめます。199ページで大きさを確かめてみてください。

このコップがイライラやドキドキのコップと違うのは、**水がたくさんたまっているほうがいい**ということ。たまる水は、あなたを動かすポジティブなエネルギーです。このコップは、大きさにかかわらず、**水を入れ続けなければどんどん蒸発していくしくみになっています。**

満足度の高い生活ができていれば、コップに水はたっぷりたまっていますが、満足度が低い生活をしていれば、水はどんどん蒸発してコップが空になってしまいます。

「ニコニコのコップ」の大きさを知ろう

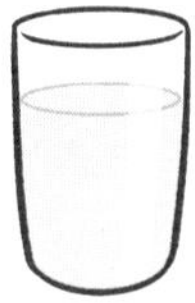

次の場面で、AとBのどちらに当てはまりますか？　Aが多ければ、あなたのニコニコのコップは「大きめ」、Bが多ければ「小さめ」です。

場面	ニコニコ度			
会社や家庭での評価は	A	納得している	B	不満がある
人の視線や世間体を気にして、やりたいことを我慢することが	A	ない	B	ある
自分に対して	A	「わたしがんばってるわ〜」とほめることが多い	B	「まだまだがんばりが足りないな」と責めることが多い
SNSで幸せそうな人を見ると	A	落ちこむ・焦る	B	自分は自分と割り切れる
どちらかというと	A	人の世話をするのが好き	B	人から世話をされるのが好き
人に頼られるのは	A	うれしい	B	負担に感じる

コップが大きくても、小さくても、
ポジティブなエネルギーでいっぱいにすることが大切！

毎日これらの**3つのコップにたまっている水の量を確認してみてください**。

「イライラのコップ」や「ドキドキのコップ」は、ストレスや疲労に対する耐性が高い人は大きく、耐性が低い人は小さいと思います。

ただ、大きなコップでも、ショッキングな出来事が続けば水はあふれますし、小さなコップでもこまめに自分をいたわっていれば水はあふれません。

水位が高くなっていると思ったら、第2～5章で紹介したワザを使って、水を少しずつ出していきましょう。日頃から、ストレスになる場面やドキドキする状況を避ける方法を考えておくことも大切です。

「ニコニコのコップ」の水が少ないように感じたら、202ページから紹介する方法も使って、エネルギーの水をどんどん足していってください。

このほかにも、**ストレスや疲労に感じること、自分のこだわりなどを見つけたらメモしておくといい**と思います。

人生をかけて、あなたの〝取扱説明書〟をつくっていきましょう。

第6章
エネルギーをためて「うつうつ島」から抜け出そう！

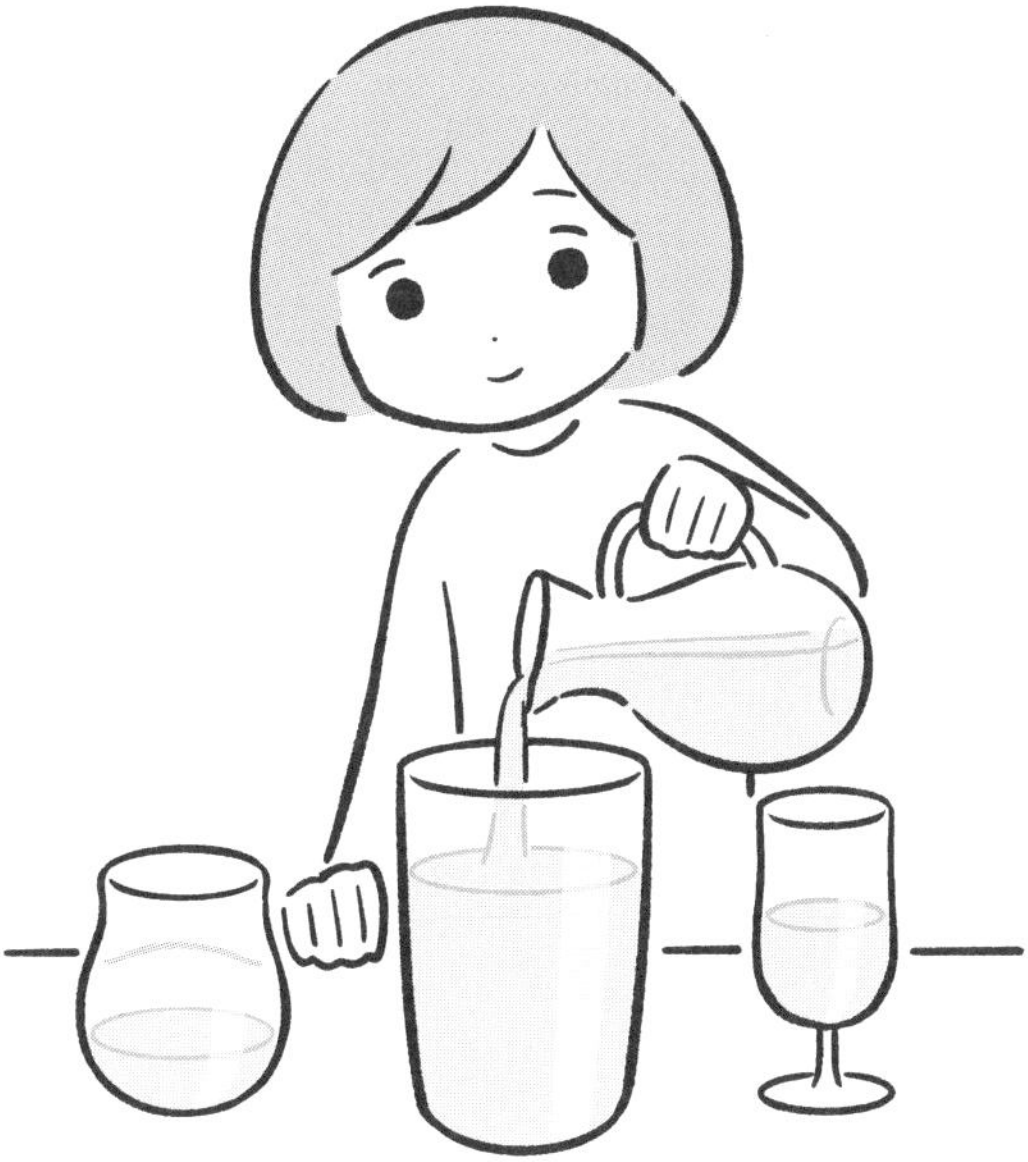

脱出法 3

「エネルギー」をためる

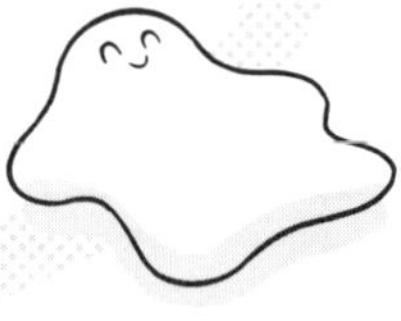

笑顔うつの人は慢性的なエネルギー不足の状態。まずは休養の時間を増やし、エネルギーを取り戻すのが正しい戦略です。

では、「休養」とは、どんなことを意味するのでしょうか？

1つは単純に「休む」ことです。仕事や家事などの日常活動による心身の疲労を回復し、もとの状態に戻すことです。

2つめは「養う」ことです。「養う」とは、日常生活を整え、肉体的、精神的、社会的な能力を高めて、人生を充実させることです。

この章では、この2つを高めるための3つのセルフケアを紹介します。

日常生活の土台を整える「デジタルデトックス」

まずやってほしいのが、一定期間スマートフォンやパソコンなどのデジタルデバイスとの距離を置く**デジタルデトックス**です。

デジタルデバイスは、生活習慣を乱し、倦怠感、イライラ、不安や睡眠障害など、メンタルヘルスの問題を引き起こす要因の1つ。

笑顔うつになっているときは、まずこの習慣から変えていきましょう。

デジタルデトックスは、**ストレスレベルの低下、注意力の向上、人間関係の向上、より良い睡眠**など、日常生活の土台を整える良い効果があります。

まずは、1日のうちで、スマホなどのデジタルデバイスを使わない時間を決めましょう。最初は15分、30分でもOKです。ライフスタイルに合わせて設定してください。

わたしも先日、バッテリー交換のため、スマホを1時間修理業者に預けました。預けてすぐは気持ちが落ち着かなかったのですが、しばらくすると気持ちも落ち着き、1時間後には本当に気持ちがスッキリ！　これは実際にやってみると、効果の大きさをわかってもらえると思います。

デジタルデトックスの
あいだにできること

- 家の近くの観光地に行ってみる
- いつも通らない道を自転車で走る
- フィルムカメラで、近所の公園の緑を撮影する
- 手作りのクッキーやスパイスカレーを作る
- 静かなカフェや図書館で読書をする
- ソロサウナや酵素浴で汗をかく
- ベランダで植物を育てる
- おうちキャンプをしてみる
- 専用キットで漬け物を漬ける
- 食後に夜パフェを食べに行く

スマホをやめれば魚が育つ

スマホ依存防止アプリ。設定した時間は一定のアプリしか動作しなくなり、作業や勉強に集中できる。設定時間を達成するとアイテムが回収でき、魚が育っていく。

デジタルデトックスが終わったら、
自分が感じたこと
（リラックスできた、困ったことがあったなど）に
思いを巡らせよう！

「スマホを使わず、なにをすればいいの？」と思う人もいるでしょう。

そんな人は、205ページを参考にして、デジタルデバイスに触れずに、自分のためだけに時間を使ってみてください。

大切なのは、**自分がムリをせず楽しめることをすること**です。

デジタルデトックスでリラックスできれば、毎日でも、週に一度でも、気楽に感じるペースで繰り返してください。「まだちょっとしんどいな」と思ったときはムリをせず、できそうなときに時間を短くしてトライしてください。

これを繰り返すと、本来の日常生活を少しずつ取り戻していくことができます。

不安をやわらげる「マインドフルチョコの習慣」

笑顔うつになると、ちょっとしたことで不安を感じて落ち着かなくなることがあると思います。

そんなときは、**ダークチョコレート**（カカオ含有量が70％以上）**を舌で味わいながら、感情の変化を観察してみてください。**

そのときは、スマホやＰＣには触れず、身の回りの雑音や気になるものを減らし、**食べることに集中する**のがポイントです。

ダークチョコレートは脳内のエンドルフィンを増加させ、気分を高めるとされています。エンドルフィンは「幸福ホルモン」とも呼ばれ、ストレスの軽減や気分の改善に役立つことが知られています。

また、ダークチョコレート自体のストレス軽減効果だけではなく、その重量や形状などを感じ、香りを楽しみ、味わい、自分自身の感情の変化を感じ取ることで、ストレスを手放し、落ち着きを取り戻すことができます。

チョコレートには、ラズベリー入りで酸味を感じるものがあったり、アーモンド入りでカリッとした食感を楽しめるものがあったりします。

また、産地ごとにも、酸味、苦味、香りや味わいなど個性があります（わたしはガーナ産が一番好きです）。自分が一番落ち着く好きなチョコレートを探してみるのも楽しいですね。お気に入りを見つけて、気持ちが落ち着く実感を持てればベストです。

温かいミルクに溶かして、ホットチョコレートにするものいいですね。ホットミルクは緊張やイライラをやわらげ、ストレス緩和効果があることが知られています。

精神科では、不安を感じたときや気持ちが落ち着かないときに、頓服薬の使用をすすめられることがあります。頓服薬の代わりとまではいきませんが、不安なときの〝お守り〟としてダークチョコレートを使ってみてください。

ダークチョコレートはミルクチョコレートよりもカフェインの含有率は高いですが、一口サイズを口にする分には、精神面への悪影響は気にする必要はありま

マインドフルチョコのやり方

用意するもの

カカオ含有量が70%以上のダークチョコレート（一口サイズが最適）

やる場面

不安になったとき、落ち着かないとき、集中できないとき

① 集中できる場所を探す

スマホやその他のデジタルデバイスには触れないようにする。身の回りの雑音や気になるものを減らすか、静かな場所へ移動し、静かな空間をつくる。

② チョコレートの重さ・形を手で感じる

一片のチョコレートを手で持ち、目を閉じて、その重さや形、質感を感じとる。

③ チョコレートの香りを嗅ぐ

チョコレートを鼻に近づけ、その香りをゆっくりと深く吸い込む。

④ チョコレートを味わう

チョコレートを口に入れ、ゆっくりと溶かす。味をじっくりと味わい、甘さ、苦み、その他の香りを感じとる。舌の上でチョコレートの変化を感じる。

⑤ 自分の感情に意識を戻し観察する

チョコレートを舌の上で溶かし終えたら、今の自分の感情に意識を戻し、観察する。

せん。

ただし、ダークチョコレートとはいえ、とりすぎると血糖値は上昇します。1日に2、3回までにとどめておきましょう。

ポジティブな感情を育てる「感謝の習慣」

笑顔うつになると、喜びの感情も薄れていることが多いでしょう。

そこで、1日の終わりの一息ついたときや寝る前に、「ありがたい」と思える**その日の小さな喜びや幸せを3つ見つける練習**をしてほしいと思います。

感謝の感情はメンタルヘルスに良いといわれます。

ほんの些細なことでかまいません。211ページを参考に、あなたが個人的に感じる小さな喜び、楽しみについて考えてみてください。

そして、あなたが**感謝している理由**も考えてみましょう。

感謝できる瞬間を探そう

①仕事で起こったこと
- 仕事を定時に終えたとき
- 職場でネガティブな評価がなかったとき
- 会議がスムーズに終わったとき
- 会議で自分の意見を言えたとき
- 職場の苦手な人と雑談できたとき

②家で起こったこと
- 家族から優しい言葉をかけられたとき
- 配偶者が食事を準備してくれたとき
- 子どもが学校の宿題を自分で終わらせたとき
- 家族と一緒に笑ったとき

③学校で起こったこと
- 友だちを助けて感謝されたとき
- 授業の内容が前より理解できたとき
- 先生からほめられたとき
- テストで前より良い成績をとったとき

④健康につながること
- 朝起きてエネルギーがたまっているのを感じたとき
- 体がいつもより軽かったとき
- 運動を1セット終えたとき
- 少し早起きできたとき
- 朝日を浴びて気持ち良かったとき

⑤楽しみにつながること
- 自分の時間をつくれたとき
- 好きな映画やドラマをゆっくり見たとき
- 音楽を聞いてリラックスできたとき
- ほしかった本を手に入れたとき

この練習を積み重ねると、ポジティブな感情が自然と湧き上がってくるようになるはずです。

余裕のある人は、ノートに書き出したり、スマホのメモアプリに入力しましょう（149ページのツールも参考にしてください）。

個人的におすすめなのが、「ロケットブック」のような**スマートノート**です。

このノートの良いところは、濡れた布で拭くと文字が消えるため、何度も書いたり消したりできるところです。

また、ノートに書き込んでアプリで撮影すると、その写真がクラウドに保存され、何度も見返すことができます。

こうしたツールを使って、毎日、定めた時間に書く時間をつくり、ルーティーンにするといいと思います。

慣れてきたら、記録したことを振り返る時間をつくりましょう。

自分が感謝できることの多さを実感したり、記録を続けられた達成感を味わえたりして、ポジティブな気持ちが高まると思います。

こうした、1つひとつの行為を自分のなかで認識することは、あなたの日常生活を支える大切なエネルギーになるのです。

脱出法
4

「解決したいこと」を言葉にする

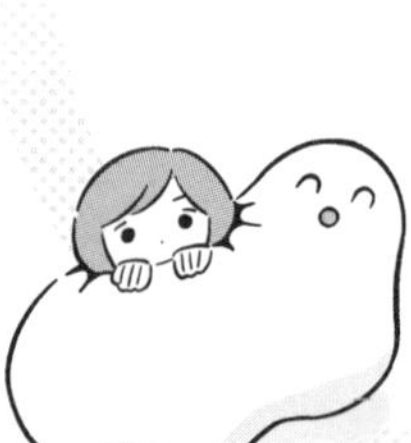

笑顔うつの世界に迷いこんだ人は、悩みはあるけれど「どうせわかってくれない」「心配させたくない」と、相談しないようにしている人も多いです。「相談しても症状がよくなるわけじゃない」「状況が変わるわけではない」と思うかもしれませんが、決してそんなことはありません。

言葉にすることで、**気持ちがラクになり、自分でも気づかなかった思いを知るきっかけにもなります。**

笑顔うつから抜け出すために、**思いを言葉にする練習**も少しずつしていきましょう。

悩みや不安を言葉にして自分の外側に出すことを「**言語化**」といいます。言語化すると、次の3つのいいことがあります。

①自分の感情を正しく認識できる

感情を言葉にすると、それが何であるかを自分ではっきりと認識できるようになり、自分自身への理解が深まります。

感情が乱れるようなことがあっても、乱れた状態から一歩引いてゆっくりと観察し、それを受け入れて、コントロールできるようになります。

②感情に振り回されなくなる
感情を言葉にすると、それが「自分自身の一部」ではなく、少し遠くの視点から「対象」として扱えるようになります。感情に振り回されず、距離を置くことができるのです。

③感情を他者とうまく共有できる
自分の感情を言葉にして他人に伝えると、相手から理解・共感が得られ、サポートしてもらえます。社会的なつながりが生まれ、孤独感が減り、つらい気持ちを抱えづらくなります。

とはいえ、笑顔うつになると意欲や思考力が低下するので、伝えたいことがうまく出てこなかったり、逆に、あれもこれも話したくなって、まとまらなかったりします。

では、どうすれば、自分の状態・モヤモヤとした気持ちをうまく言葉にできるのでしょうか。

困っていることを3つにしぼる

モヤモヤとした思いを言葉にするためには、まずは、ノートやスマホのメモアプリに、**言いたいことを箇条書きで、すべて書き出してみてください。**

いま抱えている症状や苦痛感だけではなく、上司や家族にどう話したらいいのか悩んでいること、休みがほしいことや治療が不安なことなど、具体的なことからモヤッとしたことまでなんでもかまいません。

そのなかから、**自分が「一番困っていること」**、あるいは**「一番解決したいこと」**を特定してください。それが、**あなたがまわりに一番伝えたいこと、わかってほしい**ことです。その後で、二番目、三番目に伝えたいことを決めましょう。

困っていることがぼんやりとしているときは221ページの**5W1H**を意識して自分自身に問いかけてみましょう。

たとえば、**場所**、**体**、**人物**に焦点をあてて考えるのも1つです。

つらいと感じる「場所」は職場なのか家なのか、あるいは「体の一部」なのか、つらいと感じるのは「誰」と接しているときなのかを考えてみましょう。

また、**感情・状況・理由**で探ってもいいでしょう。

「まわりに理解されないこと」がつらいのか、「孤独を感じていること」がつらいのか、「お金がないこと」がつらいのか考えてみましょう。

悩みや思いを言葉にしてみよう

❶ 悩んでいること・困っていること・悲しいこと・腹が立つこと・してほしいことなどをすべて箇条書きで書き出す

-
-
-
-
-
-

❷ 一番困っていること・解決したいことの左側に「1」と入れる。2番目には「2」、3番目には「3」と入れる。

❸ その3つを深掘りして、あなたが「できていること」を見つけてみよう。

-
-
-
-
-

さらに、「どんなこと」が理解されていないと感じるのか、「なぜ」孤独を感じるのか、「なぜ」孤独を解決できないと感じるのかを考えると、自分の思いこみに気づくこともあるはずです。

このように悩みを細分化してみて、**何を解決したらあなたがラクになり、イキイキとできるか**を考えてみてください。

困っていること、解決したいこと、伝えたいことがはっきりしてきたら、そのなかで、あなたが「**できていること**」も見つけてみましょう。些細なことでかまいません。

すると、今できていないと感じていることのなかにも、じつは〝少しだけ〟できていることがあると気づくのではないでしょうか？　その小さな「できていること」は大切に育ててほしいと思います。

つらいことを言葉にするコツ

5W1Hで悩みを掘り下げよう！

When（いつ、つらかったのか）
Where（どこで、それが起きたのか）
Who（誰が、かかわっていたのか）
Why（なぜ、それが起きたのか）
What（何が、起こったのか）
How（どのように、つらかったのか）

例

- つらいと感じる場所は職場？　それとも家？
- つらいと感じるのは体の一部？
- つらいと感じるのは誰と接しているとき？
- つらいと感じるのは誰と接していないとき？
- 「まわりに理解されないこと」がつらい？
- 「孤独を感じていること」がつらい？
- 「お金がないこと」「友だちがいないこと」がつらい？
- 「状況が変わらないこと」がつらい？
- 「なぜ」理解されてないと感じる？
- 「どんなこと」が理解されていないと感じる？
- 「どんなとき」理解されていないと感じる？
- 「なぜ」孤独を感じる？
- 「どんなとき」孤独を感じる？
- 「なぜ」孤独を解決できないと感じる？

脱出法
5

「信頼できる人」を見つける

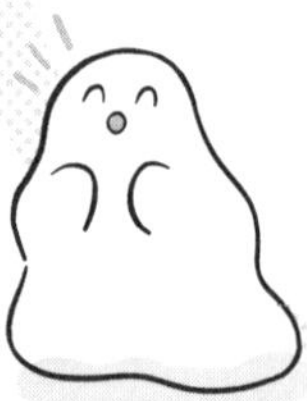

あなたには、信頼できる家族や上司、同僚、友だちや恋人はいますか？　いる場合はラッキーです。時間をもらって悩みやつらい気持ちを、話してみてください。信頼できる人であれば、必ずあなたの話を受け止めて、支えてくれます。

信頼できる上司であれば、仕事を調整して休みを取りやすくしてくれたり、在宅勤務に切り替えたりしてくれるでしょう。

上司や同僚にも相談しづらい場合は、**会社の相談窓口**や**総務部**に相談をしてみるのもいいでしょう。今ではハラスメント対策として、相談窓口の設置がすべての企業に義務づけられています。

相談者に不利益が生じないように、プライバシーも確保してくれます。

頼れる人がいない場合① クリニックで相談する

まわりに頼れる人や理解のある人がいない、あるいはつらいことを伝えても解決につながらない場合には、2つの手段があります。

1つが、**クリニック（精神科・診療内科）での相談**です（クリニックの選び方は227ページで紹介します）。

理解してくれない人にどれだけ話しても、イヤな思いをするだけです。医師に相談して、自分の悩みや心身の状態について一緒に考えてみてください。医師に話を聞いてもらって気持ちがラクになり、状況が好転することもあります。

「ちょっと不安があるだけで受診したら、医師から『なんで来たの？』と言われそうで心配」と思う人もいるかもしれませんが、多くの医師はそんなことは言いません。安心してください。

わたし個人の意見としては、**社会生活に支障が出ている気がしたときは受診してほしい**です。取り越し苦労に終わって「よかった」とホッとする場合もありますし、「別の病気かもしれない」と疑うこともできます。

心身の不調により仕事で一定期間の休みをもらいたいという場合は、それを医師に伝えてください。医師が「休養が必要」と判断した場合には**診断書**を書いてくれます（業務との因果関係がない一般的な病気やケガは、傷病休職になり、一定の期間、傷病手当金が支給されます）。

また、**診断書をもとに、まわりの人に相談を持ちかける**のもいいと思います。**診断書はただ悩みを伝えたい場合でも利用できる**のです。会社の人や家族に話をするときに必要だと伝えれば、医師は書いてくれます。

受診するときは、これまで受けた**健康診断の結果**や**お薬手帳**があれば、ぜひ医師に渡してください。ほかの病気が見つかる場合もありますし、これまでの治療もふまえたうえで、適切なアドバイスがもらえるはずです。

頼れる人がいない場合② 産業医に相談する

会社に契約している産業医がいれば、**産業医に相談**するのも1つです（50人以上の規模の会社であれば、産業医はいるはずです）。

産業医の仕事は、社員の健康の維持と増進をすることです。社員の健康を守るために、必要があれば会社に意見もしてくれます。

上司や相談窓口に相談しても解決されない場合は、産業医に相談して、産業医から休むことや勤務形態の変更を伝えてもらうのもいいでしょう。

産業医にはそれなりの発言権があるので、多くの場合意見は適用されます。

また、産業医から伝えてもらったほうが、「どうやって話せば会社に理解してもらえるかな」と悩む必要もありません。

「職場の人に病気のことを知られたくない」「病気のレッテルを貼られて、チームから外されたくない」と思う人は、それらも産業医に話してください。「職場の人に病気の詳細を知られたくないから、必要最低限のことしか言わないでください」とお願いすれば、産業医はその気持ちを尊重してくれると思います（ただし、休職や勤務形態の変更を希望する場合などは、具合が悪いことは伝わるので注意しましょう。具合が悪いことを隠して、変えることは難しいからです）。

信頼できる病院の選び方

つらい心身の症状を病院で相談したいと思ったとき、精神科、心療内科、あるいは内科のどこから相談に行けばいいのか迷う人が多いと思います。

笑顔うつの状態のときは、**精神科**か**心療内科**に行ってください。

精神科は文字通り、**精神（メンタル）の症状**を主に診るのに対し、心療内科は**体の症状**を主に診ます。

不安や落ちこみなどのメンタルの症状が強い人は精神科へ、不眠や食欲不振などの身体症状が強い人は心療内科に行くといいでしょう。
とはいえ、笑顔うつであれば、どちらでも似たような治療を受けられるので安心してください。

診療科と並んで、どのような規模の病院に行くべきかも迷いますよね。
結論を言うと、笑顔うつの人は病院ではなく**クリニック（医院）**がおすすめです。

病院には、精神科専門の精神科病院と、大学病院や市立病院のようないろんな科が集まった総合病院があります。総合病院は紹介状がないと診てもらえないケースが多く、ハードルが高くなります。
また、精神科病院や総合病院は重症の患者さんもいるので、「笑顔うつで、軽症や中等症の自分は場違いかも」と思いやすい点でもハードルが高いと思います。

一方、クリニックを受診する患者さんの大半は軽症か中等症です。

クリニックは病院よりも数が多く選びやすいこともおすすめする理由の1つです。ホームページに医師の経歴や実績が明記されていて、クチコミの評判がいいところなら大きな問題はないでしょう。

話をじっくり聞いてほしい人はカウンセリングを受けよう

いいクリニックを探すめやすとして、**初診で30分以上の時間を取って、きちんと話を聞いてくれるところ**を選ぶといいと思います。患者さんの状態をきちんと把握するには、最低でも30分は必要だからです。

2回目以降の診察になると、かかる時間は5〜10分程度が多いです。状態が落ち着いて回復に向かっている場合、たいてい5分くらいで終わります。

ただし、病院やクリニックは保険診療の運営上、30分で3人以上患者さんを診ないと経営が厳しい設計になっています。

ひとりの患者さんに長く時間をかけるべきか、ひとりにかける時間は短くして多くの患者さんを診るべきかは、簡単に答えを出せない問題です。
精神科医は基本的に、患者さんの病的な症状の診察と治療をする立場で、話を聞くことが主業務ではないからです。

毎回自分の話を時間をかけて聞いてもらうほうがスッキリする人や、悩みをうまく解決する方法を見つけたい人などには、**カウンセラーがいるクリニックや病院**をおすすめします。
カウンセラーは心理療法をおこなう立場で、患者さんの話を時間をかけて聞き、思考や認知のゆがみなどを少しずつ修正していきます。

カウンセリングは、**臨床心理士**や**公認心理師**といった国家資格を持った人に依頼しましょう。国が求める一定の基準をクリアした人たちなので、カウンセラーとしての技術も高い場合が多いです。

カウンセラーにはそれぞれの専門分野がありますが、一般的なカウンセリングであれば誰でも対応できます。

ウェブサイトでカウンセラーを探すときは、**どのような目的でカウンセリングを受けたいか**を決め、カウンセラーに会ったら最初に伝えたほうがいいでしょう（214ページの言語化が役に立つと思います）。

相性がいいカウンセラーの見つけ方としては、次のポイントに注目するといいと思います。

- 威圧感を感じさせず、落ち着いて自分の話に耳を傾けてくれる
- せかさず、話しやすい空気感をつくってくれる
- 相槌の仕方、タイミング、声量、声質や話すスピードなどが快適に感じる
- 「なんかこの人イヤだな」という感覚がなく「ホッとする」と思える

●自然に共感してくれて、いいタイミングで質問をしてくれる

初対面の印象は大切ですし、その後の印象も初対面に引っ張られるものです。でも、1回でカウンセラーとの相性を判断するのは難しいので、複数回カウンセリングを受けたうえで相性を判断してみてくださいね。

医師の治療とカウンセラーの心理療法を併用する場合、医師とは**心身の症状や薬の効き目**について話し、カウンセラーとは**抱えている不安や苦悩、葛藤**を話すスタンスでいいいいと思います。

ただし、どんなに腕のいい医師やカウンセラーでも、自分に合うかどうかは別です。人間同士ですから相性があります。何回か通って、相性を見てみるといいと思います。

大切なのは、**自分が心から「この人が良い」「ここで治療を続けたい」と思え**

ることです。

また、病院を選ぶときは**通院のしやすさ**も考慮に入れるようにしましょう。片道1時間以上かけての通院は、心身が不調なときには負担になってしまいます。

心身の状態が少しよくなってきたら、悩みをもう少し細かく分けて、**生活の質を高める相談**もできるといいと思います。

悩みの種類に応じて、さまざまな相談窓口があります。巻末に掲載していますので、一度相談してみてください。

悩みを解決する手段や相談先がたくさんあることは、覚えておいてもらいたいことです。

脱出法
6

「こうしたい」という気持ちを取り戻す

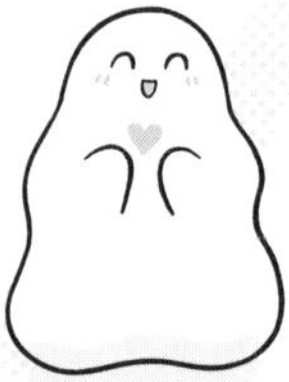

笑顔うつの多くの人は、第2〜5章で紹介した方法や、192〜233ページの方法で脱することができますが、それでもなかなか〝うつうつ島〟から抜け出せない人は、休養をとりつつ、薬の力も使う必要も出てきます。

笑顔うつの状態を車にたとえると、ガソリンタンクに穴が開いて、ガソリンが漏れている状態。穴からガソリンがぜんぶ漏れたら、車は走らなくなりますよね。再び走れるようにするには、穴を埋めてガソリンを補充しないといけません。

穴を埋める助けになるのが薬で、ガソリンは休養をとることで補充されます。

でも、なかには「仕事を休むわけにはいかないから薬だけで治したい」という人がいたり、「薬は飲みたくないから休養だけで治したい」という人もいます。

前者はガソリンタンクの穴は埋められてもガソリンがたまらない状態、後者は穴が開いたタンクにガソリンを注ぎ続けて垂れ流す状態です。

いずれも、もとの元気な状態に戻るのは難しいと想像できるでしょう。

重い笑顔うつから脱するためには、休養と服薬での治療をベースにしつつ、**「自分の求める治療」**を考え、**「こうしたい」「こうなりたい」という思いを少しずつ復活させていきましょう。**

治療がうまくいくのは、**本人が薬や休養の取り方などについて自分の意思や意見を医師に伝えて、それを踏まえた治療計画を医師が作り、両者が同じ方向に向かって歩んでいくケース**です。

治療に対する希望や状況を伝えるのを我慢して「先生の言う通りにします」というスタンスだと、合わない薬を飲み続ける恐れもあり、症状がなかなか改善しないという状態になります。

少なくとも、自分が飲んでいる薬の名前や作用は知っておいてほしい、というのが医師から患者さんへのお願いです。

たとえば、「処方されている○○という抗不安薬は、不安な気持ちが治まり、寝る前に飲むとスッと眠れる作用がある」とわかっていれば、効果が出たら、「効いている実感」を持てますよね。この実感は、回復を目指すうえでとても重要な感覚です。

作用がよくわからない薬を飲むことは、自分が目指している状態もわからないことになります。自分に合わない薬が処方される可能性もゼロではないので、薬の名前と作用は知っておくといいでしょう（巻末によく処方される薬の一覧を掲載しています）。

薬が合っていない、効き目を感じられない場合は、必ず医師に伝えましょう。医師が聞く耳を持ってくれないタイプなら、ほかのクリニックに当たってくださ い（一度医師に違和感を感じても、もう一度だけ行って、「やっぱり違う」と思ったらほかを当たる、くらいがいいと思います）。

ほかの病院に移る場合は、前の病院の**紹介状**があったほうがこれまでの治療歴がわかるので医師としては助かりますが、紹介状がなくても問題ありません。実際、持たずに移る患者さんがほとんどです。

笑顔うつだからといってなにもできないわけじゃない

笑顔うつから抜け出すために、1つだけ注意してほしいことがあります。

それは、**「わたしは笑顔うつだからなにをしてもダメだ」と決めつけて、社会生活のすべてを放棄すること**です。

たまに「うつ病だから、どうせなにをしてもうまくいかない」「うつ病でなにもできないから、ずっと家に引きこもっている」という人と出会います。

「自分は病気である」と自覚することや、「病気かもしれない」という意識を持つことは不調を悪化させない助けになります。

でも、すべてを放棄する考え方になると、**「よくなりたい」「こうしたい」という意欲も手放すため、快復しづらくなります。**

また、最近SNSを見ていると、プロフィールに自分の病名を示し、病気に関する投稿をしている人を見かけます。

もちろん、同じ病気の人とつながって、お互いのつらさに共感し合ったり、励まし合ったりするのは有効なSNSの使い方です。

ただ、「病気である」と自覚することも、「病気かもしれない」と疑うことも、**他者にアピールするためのものではなく、快復するためのものです。**

その点を間違えないようにして、SNSは自分の状態をよくするためのものと思って賢く利用してください。

笑顔うつの状態が長く続くと、「わたしはもう良くならないのかな」「もともとこういう自分なのかも……」とあきらめかけている人もいるかもしれません。「よくなりたい」「こうしたい」という気持ちを抱いていても、人の気持ちはときに揺らいでしまうものです。

「明けない夜はない」という言葉があるように、どんなにつらい状況、苦しい状況であっても、それが永遠に続くわけではありません。

笑顔うつの状態のときは、なかなかそう思えないかもしれませんが、「いつかはきっと明けるはず」と思っていてください。

そして、この本で紹介した方法を使って、うつうつ島からの脱出を信じて生活してほしいと思います。

「よくなりたい」「こうしたい」という気持ちを手放さなければ、笑顔うつは改善し、「できること」も増え、あなたの生活も少しずつ充実していくはずです。

おわりに

最後に、この本を最後までお読みいただき、心より感謝申し上げます。
この本を含むわたしの発信の始まりは、「病院に受診できない人の気持ちを少しでも軽減したい」という思いからでした。

SNSを通じて気づいたのは、精神的な悩みを抱えている方々が多いということです。精神科に行くことができずに、悩んでいる方々がたくさん存在します。また、日々の診察やSNSで寄せられる悩みや苦痛の言葉からも、「笑顔うつ」の状態にある方々が多いことにも気づかされました。

依然として、精神科や心療内科への偏見や抵抗はなくなっていません。受診したいと思っていても、家族や社会の偏見や抵抗の影響で受診できない方が多いですし、地域によっては精神科や心療内科が存在しない場所もあります。

わたしたち医療者は、病院に来てくれた方々には対応できます。しかし、病院に来られない方々に対しては、医療者としての手助けが限られてしまいます。

そうした方々の気持ちを少しでも軽減したいと思い、ＳＮＳなどで発信をしてきましたが、限界がありました。伝えきれない情報やわたしの思いがあまりにも多かったからです。そこで、それらのことをこの本に詰めこみました。

この本は、多くの方々にわたしの思いを伝え、気持ちをラクにするための、わたしからの「手紙」です。わたしはこの「手紙」が多くの方々に届き、たくさんの方々の気持ちをラクにすることを心から願っています。

最後に、この本をお読みいただいた皆様への感謝の気持ちとともに、支えてくれたわたしの妻や家族、あさ出版の皆様、特に編集者の中川さん、ライターの茅島さんなど、多大なご支援をいただいた方々にも心から感謝申し上げます。

精神科医しょう

参考文献

第2章

（※1）"Autogenic training to reduce anxiety in nursing students: randomized controlled trial" by N. Kanji, A. White, E. Ernst (2006)

第3章

（※2）"Exercise treatment for major depression: maintenance of therapeutic benefit at 10 months" by Michael Babyak et al., Psychosomatic Medicine, 2000

（※3）"The physiological effects of Shinrin-yoku (taking in the forest atmosphere or forest bathing): evidence from field experiments in 24 forests across Japan" by Q. Li (2010)

第4章

（※4）日本薬理雑誌（Folia Pharmacol. Jpn.）129，99～103（2007）2007年129巻2号2月号

（※5）"Writing About Emotional Experiences as a Therapeutic Process" by J. W. Pennebaker (1997)

第5章

（※6）"The effect of mindfulness-based therapy on anxiety and depression: A meta-analytic review" by S. G. Hofmann, A. T. Sawyer, A. A. Witt, and D. Oh (2010)

（※7）厚生労働省「若年性認知症の実態等に関する調査結果の概要及び厚生労働省の若年性認知症対策について」

相談先一覧

精神保健福祉センター
各都道府県に設置されており、心の問題や病気だけでなく、アルコールや薬物依存、思春期・青年期等などの問題の相談に対応。
https://www.mhlw.go.jp/seisakunitsuite/bunya/kenkou_iryou/iyakuhin/yakubutsuranyou_taisaku/hoken_fukushi/index.html

保健所
精神疾患に関することのほか、病気・健康、子育て・不妊、児童虐待・ＤＶなど、さまざまな相談に対応。
https://www.mhlw.go.jp/stf/seisakunitsuite/bunya/kenkou_iryou/kenkou/hokenjo/

厚生労働省　働く人の「こころの耳相談」
心身の不調や不安・悩みなど、働く人のメンタルヘルスの相談に対応（電話・メール・LINEで相談可）
https://kokoro.mhlw.go.jp/agency/

都道府県労働局　「総合労働相談コーナー」
職場のトラブルの相談や解決のための情報を提供（労働相談が初めての人におすすめ）。
https://www.mhlw.go.jp/general/seido/chihou/kaiketu/soudan.html

内閣府　配偶者からの暴力被害者支援情報
配偶者からの暴力に悩む人向けの相談場所。
https://www.gender.go.jp/policy/no_violence/e-vaw/index.html

金融庁　返済に困った場合の相談窓口
多重債務に陥って悩んでいるときの相談場所。
https://www.fsa.go.jp/soudan/

違法・有害情報相談センター
ネット上での誹謗中傷や嫌がらせに悩んでいるときに相談する場所。
https://ihaho.jp/

SNS（LINE、Facebook）およびウェブチャットでの相談窓口
対面では相談しにくい人向けのSNSやウェブでの相談窓口。
https://www.mhlw.go.jp/mamorouyokokoro/soudan/sns/

薬一覧

薬のタイプ	特　徴	薬剤名
SSRI （選択的セロトニン再取り込み阻害薬）	脳内の神経伝達物質であるセロトニンが再吸収されるのを防ぎ、神経細胞と神経細胞のすきまのセロトニン濃度を上昇させ、不安感や抑うつ症状を改善する。	セルトラリン パロキセチン エスシタロプラム フルボキサミン
セロトニン再取り込み阻害・セロトニン受容体調節薬	従来のSSRI（選択的セロトニン再取り込み阻害薬）の作用に加え、さまざまなセロトニン受容体の調節にはたらき、抗うつ症状を改善する。	ボルチオキセチン
SNRI （セロトニン・ノルアドレナリン再取り込み阻害薬）	脳内の神経伝達物質であるセロトニンとノルアドレナリンが再吸収されるのを防ぎ、神経細胞と神経細胞のすきまの両物質の濃度を上昇させることで、不安感や抑うつ症状を改善する。	デュロキセチン ミルナシプラン ベンラファキシン
NaSSA （ノルアドレナリン・セロトニン特異的抗うつ薬）	セロトニンとノルアドレナリンの受容体に選択的に作用し、両物質の効果を強めることで不安感や抑うつ症状を改善する。睡眠障害をともなううつ病に対しても有効。	ミルタザピン
三環系《さんかんけい》抗うつ薬	脳内の神経伝達物質であるセロトニンとノルアドレナリンが再吸収されるのを防ぎ、神経細胞と神経細胞のすきまの両物質の濃度を上昇させ、不安感や抑うつ症状を改善する。初期に開発された抗うつ薬。抗うつ効果はあるが、副作用の面から上記の薬よりも慎重に処方される。	アミトリプチリン イミプラミン ノルトリプチリン クロミプラミン
四環系《よんかんけい》抗うつ薬	三環系抗うつ薬（TCA）の構造的類似物。治療効果も似ているが、作用の選択性が異なることがある。	ミアンセリン セチプチリン マプロチリン

著者紹介

精神科医しょう（せいしんかい・しょう）

Instagramなど SNSを中心に HSP気質やメンタルヘルスについて発信する精神科医。大学病院に所属し、精神科医としての業務に加え、研究にも従事している。著書に『頑張り屋さんのための心が晴れる本』（KADOKAWA）がある。

- ブログ
  https://drshrinksho.com/
- Instagram
  @dr.shrink_sho
  https://www.instagram.com/dr.shrink_sho/
- ラジオ（voicy）
  https://voicy.jp/channel/2027

精神《せいしん》科《か》医《い》が教《おし》える

笑顔《えがお》うつから抜《ぬ》け出《だ》す方法《ほうほう》　〈検印省略〉

2023年　8　月　26　日　第　1　刷発行

著　者――精神科医 しょう（せいしんかい・しょう）
発行者――田賀井 弘毅

発行所――株式会社あさ出版
〒171-0022　東京都豊島区南池袋 2-9-9 第一池袋ホワイトビル 6F
電　話　03（3983）3225（販売）
　　　　03（3983）3227（編集）
F A X　03（3983）3226
U R L　http://www.asa21.com/
E-mail　info@asa21.com
印刷・製本　（株）シナノ

note　http://note.com/asapublishing/
facebook　http://www.facebook.com/asapublishing
twitter　http://twitter.com/asapublishing

ISBN978-4-86667-503-9 C0030